腰痛治好 逆齡抗老靈活到老！

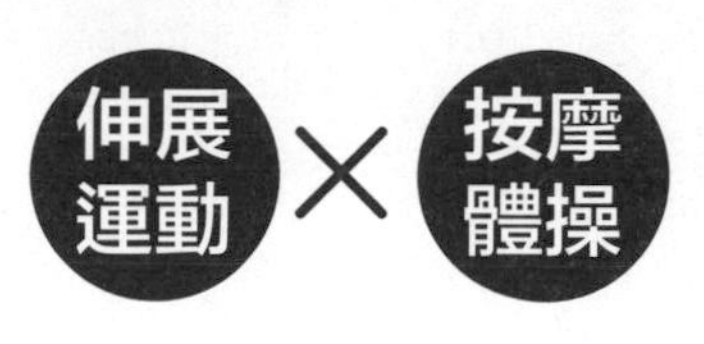

輕鬆擊退坐骨神經痛、
椎間盤突出等惱人宿疾

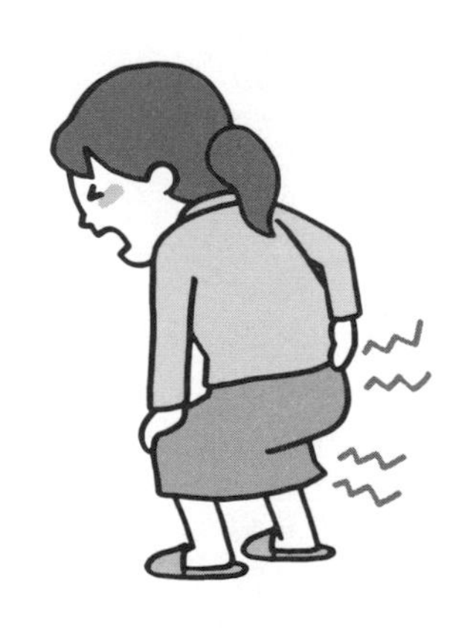

酒井診療集團負責人
酒井慎太郎／著　陳佩君／譯

前言

坐骨神經痛是可以靠自己治癒的。

這不是毫無根據的信口開河。

我長年在東京北區設立的「酒井診療集團」執業，**至今接觸過超過100萬位以上的患者**。

當然，其中有數萬人表示自己有坐骨神經痛的問題，而**本院99%的患者後來都成功獲得改善或痊癒**。

而且，我本身也實際罹患過坐骨神經痛，經歷過好幾次強烈的疼痛和發麻感，不過所有的症狀最後都靠自己的力量完全痊癒了。

根據這些經驗，我才敢確信「坐骨神經痛是可以靠自己治癒的」。

誠如大家所知，坐骨神經痛的症狀相當難纏，令人痛苦不堪。

主要的症狀有：臀部到大腿、小腿、腳尖，出現疼痛、發麻、無力感或不適感等等。

不過，儘管有這麼多種症狀，醫界竟然至今都沒有針對坐骨神經痛的惡化程度和不適的強弱程度，制定出統一的量表。

主因可能是因為嚴格來說，「坐骨神經痛」這個詞彙並非正式的病名吧。

就醫學的觀點來看，「坐骨神經痛」應該算是症狀的名稱，而「椎間盤突出」或「脊椎管狹窄症」等才是導致腰痛的疾病，這些疾病引發了坐骨神經痛的症狀。

於是，我花了兩年以上的時間反覆檢討審視，終於**針對坐骨神經痛的發展、強弱程度，制定了簡明的評估量表（請參照第5頁）。**

雖然至今我在許多書籍上談論過坐骨神經痛，但這次適逢本書出版，是第一次對外公開這個量表。

只要對照這個量表，讀者就能立即判斷出「自己目前的狀態」。因此，假如你邊回想近來的情形邊對照量表，發現「自己的坐骨神經痛有惡化的情況」，就能察覺到「該好好來進行保養了」。又或者，在你持續進行自我保養的過程中，也可以透過這個量表來確認「自己確實有在好轉中」。

請多加利用，參考看看。

如果沒有善加養護，坐骨神經痛只會越來越嚴重。不過，**只要持續好好地進行復健，就能從根本解決「難纏的惱人症狀」。**

坐骨神經痛的進程與惡化的程度

以下量表彙整了本書能夠舒緩的疼痛、發麻和異物感。讀者可對照檢驗出自己目前的狀態。

輕 ↑ 症狀的輕重 ↓ 重

等級1
- 腳尖有刺刺的發麻感
- 腳趾之間有好像夾著什麼東西般的異物感
- 以前有過發麻感或異物感，但現在已經習慣，不太在意了

等級2
- 明明沒有運動，腿腳或臀部感覺卻如肌肉痠痛般沉重
- 臀部、腿腳、腳尖等部位冰冷，血液循環不佳

等級3
- 腳步不穩有如行走在雲上
- 常常感覺刺刺的痛麻感和不舒服的無力感
- 小腿經常抽筋

等級4
- 腳底有灼熱感，但並沒有發燒
- 腳底有走在針上的感覺
- 早上起床時下半身出現疼痛、發麻

等級5
- 半夜曾因刺刺麻麻的強烈疼痛感而清醒過來
- 因腳麻或疼痛的關係，每走30～50公尺就得休息一下才能繼續走
- 彷彿拖著秤砣般，感覺腳步沉重

＊挑選出一般常見的症狀

為此，本書盡可能以簡單明瞭的方式，把應有的相關知識和治療坐骨神經痛的具體方法介紹給病友。

書中精選了多種自我保養的具體方法，如伸展運動、體操、按摩等，不僅任何人都能輕鬆做到，而且效果絕佳。

過去曾因「症狀不見好轉」而灰心喪氣的人，若能堅持下去，一定能感受到好的變化。

只要實踐這些作法，在日常生活中適當地加入一點緩解坐骨神經痛的功夫，就等於對坐骨神經痛採取了萬全的對策。

不只改善或解除當前煩惱的疼痛、發麻，也可確實預防復發。

現在，正是時候告別難纏痛苦的坐骨神經痛了。請把握這個機會，消除疼痛與發麻，重新開啟活躍的人生吧！

2019年4月

酒井診療集團負責人　酒井慎太郎

目錄

第2章

自己消除疼痛、發麻、無力感！

第3章

為什麼簡單的伸展操可以消除坐骨神經痛？

第4章 成功消除惱人的坐骨神經痛 真實案例集

第5章
靠自己治癒坐骨神經痛須知的生活智慧

第6章
常見問題大公開！幫助消除疼痛、發麻的Q&A

第1章

針對疼痛、發麻的快速自我檢查與有效保養

知道自己的坐骨神經痛「類型」很重要

如「前言」所述，坐骨神經痛主要的症狀，是從臀部到大腿、小腿、腳尖出現疼痛或發麻的感覺。

發病的背景雖有各式各樣的原因，但**坐骨神經痛其中一個非常明顯的發病原因，就是腰痛**。

而且腰痛大致可分成兩個種類，也就是說，**「因腰痛而引起坐骨神經痛」這樣的典型模式，能夠分成兩大類型**。

為了能自力消除坐骨神經痛，像這樣事先了解自己的坐骨神經痛屬於什麼類型是必要的。

這次，本書也準備了任何人都能簡單進行確認的自我檢查表。請你查閱第20頁的各個項目，在符合的欄內打勾。

此外，進行下頁的自我檢查，不僅能用來判斷前述的類型，也能大致排除因腦部疾患所造成的麻痺。

在此，我再重複一次，自我檢查表的內容是為了幫助各位判斷自己在「腰痛→坐骨神經痛」的演變過程中，屬於什麼「類型」，所以目的和第5頁的「坐骨神經痛的進程與惡化的程度」不同，請注意不要混淆。

總而言之，**好好判斷自己坐骨神經痛的成因類型，就是完全治癒病痛的第一步。**

那麼，請趕快翻開下一頁，不要想得太複雜，檢查看看自己符合什麼項目吧！

麻的自我檢查表

坐骨神經痛Ⓐ型

□ 經常感覺腳或臀部有疼痛、發麻、無力或異物感

□ 曾感覺到刺刺麻麻的坐骨神經痛，有時下半身會像被雷打到一樣，發麻感突然擴散

□ 腳趾之間曾有像夾著什麼東西般的異物感

□ 臀部、大腿的外側或內側感覺疼痛、發麻，連大腿的正面上方都有疼痛或不適感

□ 長時間同一姿勢久坐比走路更難受

□ 跪坐的狀態下，採取比較挺腰的姿勢，反而不太會出現疼痛或發麻感

□ 反倒是從跪坐改成側坐的姿勢時，容易出現疼痛或發麻感

□ 早上起床時，經常出現令人爬不起來的坐骨神經痛

☑ ______ 個

坐骨神經痛 Ⓑ 型

□ 大腿的外側或內側、膝蓋的外側或內側等部位有收縮般的不適感、沉重感

□ 腳的無力感或發麻感等症狀會隨著姿勢改變

□ 感覺好像行走在雲端，沒有踩在地面上。或者，感覺自己好像走在「劍山」上

□ 腳底有時會出現灼熱感

□ 曾因腰部或腳感覺沉重或疼痛而無法走路，不過只要坐在椅子上，身子往前傾一會就能獲得舒緩，能夠再度行走

□ 挺直腰桿跪坐時，下半身就會出現麻麻的感覺

□ 對冷敏感，就算只是走過超市的冷凍食品賣場，也會覺得下半身出現疼痛、發麻或不適感

□ 傍晚或天氣變壞前低氣壓的時候，會感覺下半身出現疼痛、發麻或不適感

☑ ＿＿＿個

果&病情特徵的說明

原則上，讓你煩惱的坐骨神經痛，其類型在上頁的自我檢查表中，隨勾選的項目何者比較多而定。

首先，**坐骨神經痛Ⓐ型**的內容屬於「身體前傾時疼痛型」的腰痛所產生的症狀。代表性的疾患是腰椎椎間盤突出，也就是**腰部的椎間盤位移，引起臀部、大腿、膝蓋以下、腳底、腳尖等部位不適。**

另一方面，**坐骨神經痛Ⓑ型**的內容屬於「身體後仰時疼痛型」的腰痛所產生的症狀。這種類型的代表性疾患是脊椎管狹窄症，**原因很有可能是腰椎後方的神經通道（脊椎管）內部的空間變狹窄，導致了坐骨神經痛。**

不過，我想現實中幾乎沒有人的症狀是百分之百完全屬於Ⓐ型或Ⓑ型的。你應該也各勾選了幾個分屬於Ⓐ和Ⓑ的項目才對。

這到底是為什麼呢？

因為**造成坐骨神經痛的腰痛，本身就是混合了身體前傾或後仰時疼痛的**

「綜合型」。

因此就結論而言，大致上可分成「Ⓐ的要素較多的綜合型」與「Ⓑ的要素較多的綜合型」兩大類。

無論如何，如果在整個自我檢查表當中，勾選了3個以上的項目，就幾乎可以確定你的坐骨神經痛與腰部的關節、臀部或大腿肌肉的問題脫不了關係。如此一來，想要治好自己的坐骨神經痛的話，針對這些關節或肌肉的伸展運動就成了首要關鍵。

至於伸展運動的具體實踐方法，將於第26～27頁詳加介紹。

坐骨神經痛的構造

所謂「坐骨神經」是指從腰椎和薦骨伸出的末梢神經，在薦骨的前側（腹部那一面）一面集合，一面**穿過薦髂關節附近，再轉到後側（背部那一面），於臀部～坐骨一帶會合，形成一條較粗的神經**。坐骨一帶的坐骨神經直徑約有1公分，更粗的地方甚至可達2公分，是人體當中直徑最大、最長的神經，支配著腳的感覺和動作。

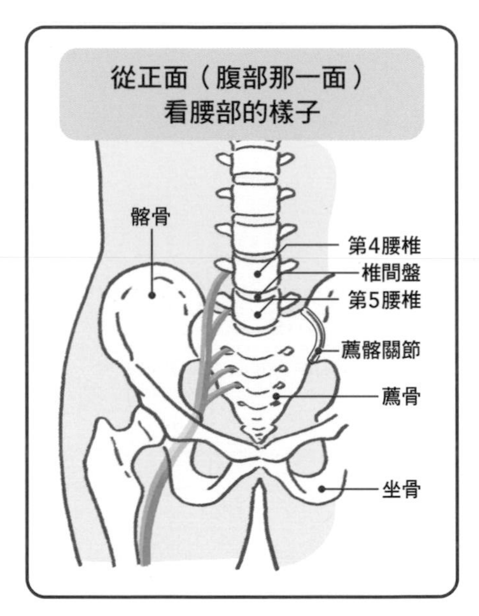

人體左右各有一對坐骨神經，分別通過臀部～大腿的後側，在膝蓋後方分枝成腓總神經和脛神經，前者主要由小腿的正面往腳尖延伸，後者則從小腿的後面延伸到腳尖（請參照第25頁上圖）。

坐骨神經痛的成因就是坐骨神經在這些「通道」中，受到壓迫等的刺激而產生疼痛、發麻、無力或不適感等病痛。

一目了然！疼痛與

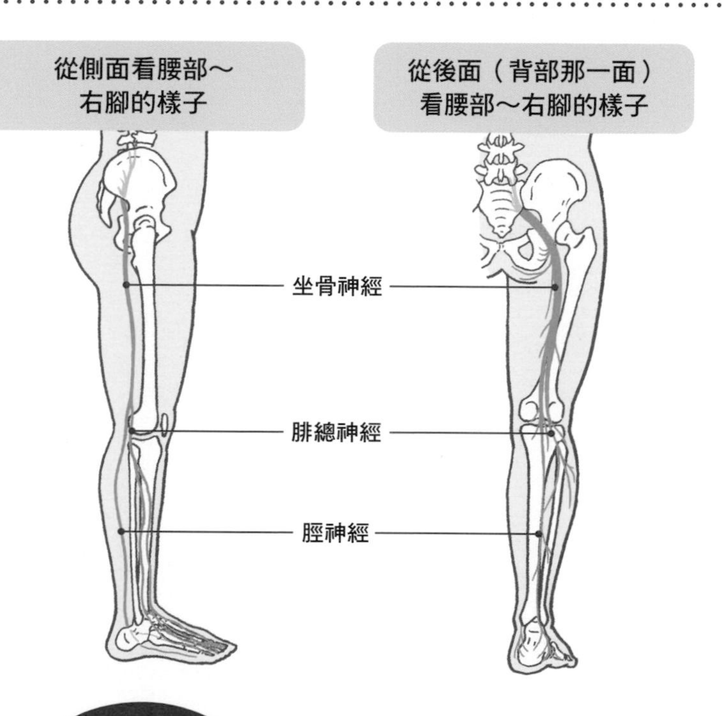

出現症狀的主要範圍

疼痛、發麻等感覺障礙主要出現在右圖的紅色範圍。不過，若是主病因的腰痛演變為重症，最糟的情況甚至會刺激腰部中央部分的神經叢，可能導致排尿、排便困難。

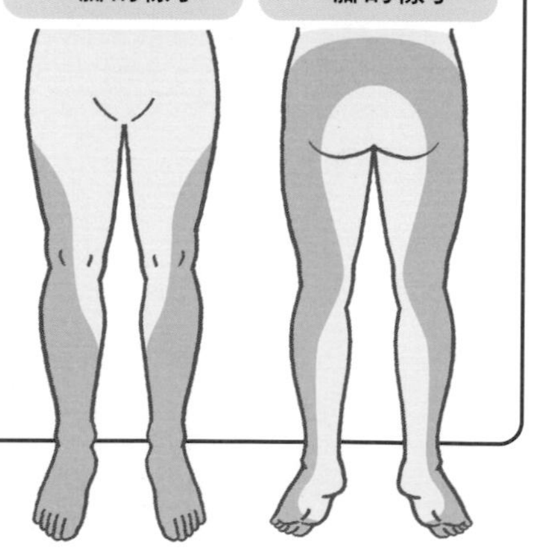

麻症狀來做伸展操！

為了讓各位實踐本書的核心「消除、改善坐骨神經痛的伸展操」並獲得最大的效果，接下來將分享一些訣竅。

第30～48頁將介紹10種有效緩解坐骨神經痛的伸展操，但我也很了解要每天在生活中完成所有的體操，實在有點困難。

所以，請以自我檢查表分類的「坐骨神經痛類型」為本，從真正必要的項目開始一點一點嘗試吧。

具體而言，**不管是坐骨神經痛Ⓐ型或坐骨神經痛Ⓑ型，首先都要從3種「基礎伸展操」**（請參照第30～35頁）**開始做起。**

只要實踐這3種伸展操，不只Ⓐ型或Ⓑ型，包括混合兩種要素的「綜合型」，對所有的疼痛、發麻症狀都能自行開始基本的復健。

另外，第36～43頁分別介紹兩種特別適合Ⓐ型或Ⓑ型的伸展操，**請優先進**

針對自己的疼痛、發

行符合自己坐骨神經痛類型的運動。

換句話說，就是以「基礎伸展操」為主，再根據自己所屬的坐骨神經痛類型，增加其他適用的體操。

同時，書中也為疼痛、發麻特別嚴重的時候，準備了3種特效伸展操（請參照第44～48頁）。

這部分可以依自己「現在出現不適症狀的部位」來做選擇，請適時實行最適合的體操。

光是如此，包括臀部、大腿內側或外側，以及膝蓋以下的疼痛、發麻等情況，都能當場緩和下來。

酒井式

緩解疼痛、發麻的伸展操守則

那麼，就趕快依序來介紹能有效消除坐骨神經痛的疼痛、發麻、無力感的伸展操吧！

這些伸展操都針對症狀的成因，運用了有效的原理來緩解。

例如，使用網球進行的伸展操，是以我的診療院長年對患者實施且99%有效的「關節囊內矯正術」為本，再改良成任何人都能輕鬆實踐的體操。

實際做做看的話，一定能感受到好的變化，請務必試試這些簡單又有效的伸展操。

全都是對消除、改善坐骨神經痛非常有效的伸展操！

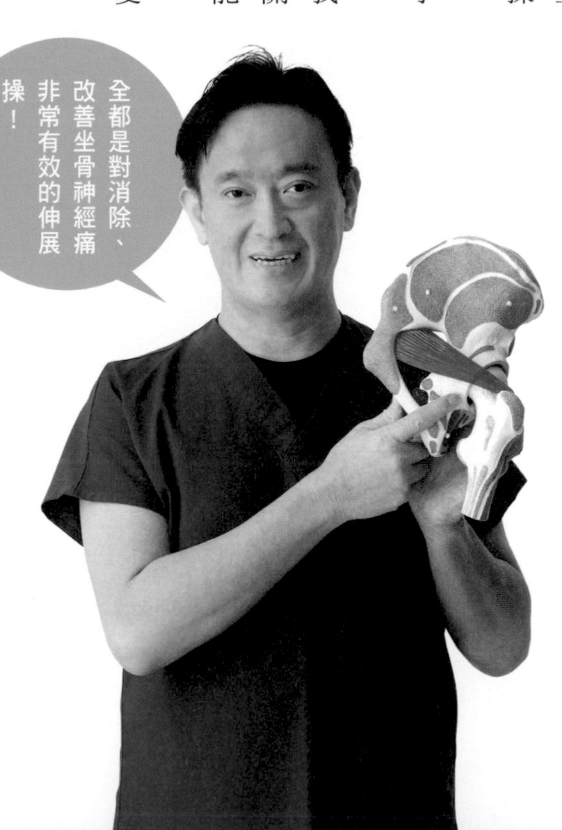

重點1
實踐3種基礎伸展操（第30～35頁）與自我檢查表中符合自己類型的體操

重點2
地板式的伸展操
請在木質地板或榻榻米等堅硬且平坦的地板上進行

重點3
請以感到「又痛又舒服」的程度為止進行體操

重點4
盡可能每天實踐，通常要持續3週後才能感受到明顯的成效

也有當場就能立即見效的伸展操喔！

準備輔助道具

硬式網球

有些伸展操會用到2顆或3顆網球，所以請準備好需要的數量。

用膠帶緊緊纏繞2顆網球固定住
➡ 第30頁使用

用膠帶緊緊纏繞3顆網球固定成三角形
➡ 第44頁使用

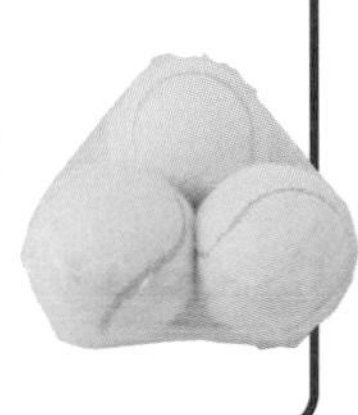

所有的
疼痛、發麻症狀
都適用

基礎
伸展操
1

薦髂關節伸展操

坐骨神經痛的主因是腰痛，
要解決腰部的問題，
首先針對非常容易僵硬的薦髂關節
實行最佳的保養。

1

先確認「記號」
尾骨的位置

找到屁股開岔處上方突出的部分就是「尾骨」，手握拳頭放在那個位置上。

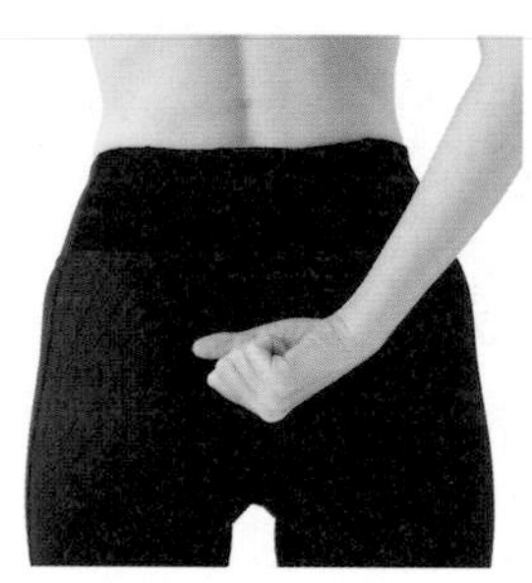

2

把網球放在
拳頭上方的位置

拳頭上方的位置就是「薦髂關節」，把事先準備好的2顆網球左右對稱地放在中央。

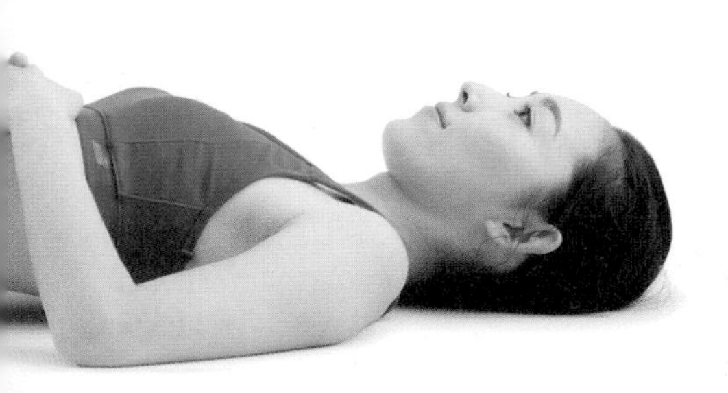

3

把網球設置在薦髂關節上

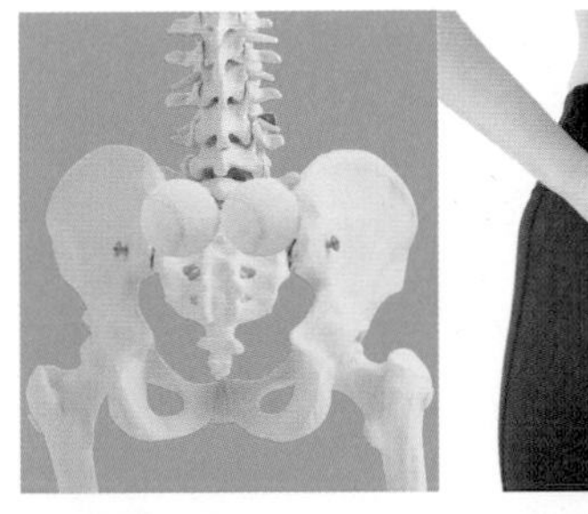

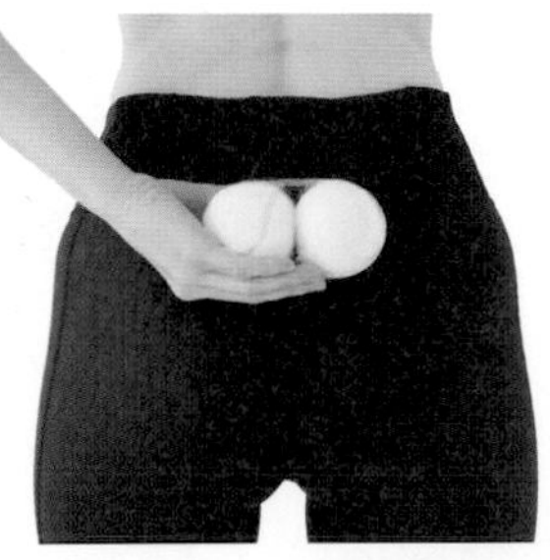

不要移動網球的位置，只移開拳頭，這樣就針對薦髂關節設置好網球了。

4

仰躺1～3分鐘

注意不要移動網球的位置，仰躺下來。維持這個姿勢不動1～3分鐘，次數以一天進行1～3次為準。

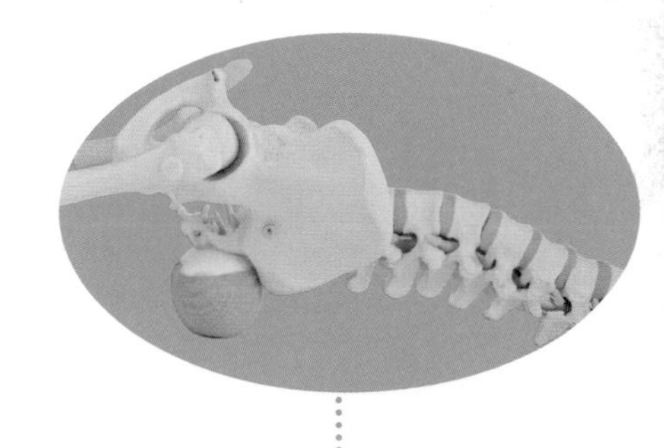

所有的
疼痛、發麻症狀
都適用

基礎
伸展操
2

海狗式體操

分散腰椎前側的負擔，
降低椎間盤突出發生的風險！
也能改善壓迫神經的程度，
幫助消除疼痛和發麻。

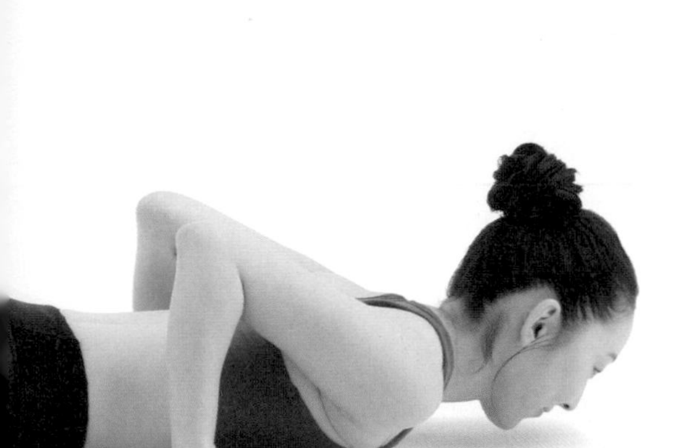

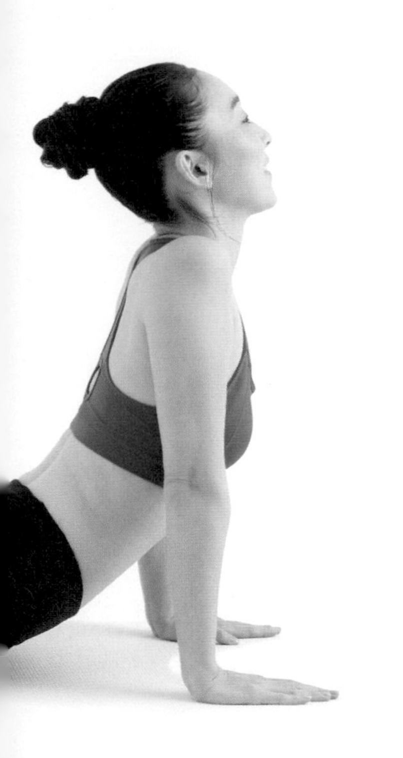

1 俯臥下來，手掌撐住地板

俯臥下來，兩手撐在脖子～胸部旁的地板上，慢慢深吸一口氣。

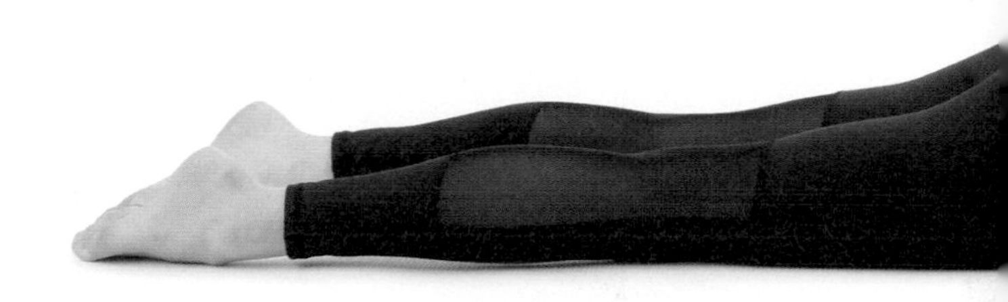

2 手臂伸直 腰部～背部反仰

一邊吐氣，慢慢撐起手臂，抬起上半身。肚臍若能稍微離開地面是最理想的。維持這個姿勢不動1～3分鐘，次數以一天進行1～3次為準。做這個動作時，盡可能挺胸、打直腰桿，效果尤佳。

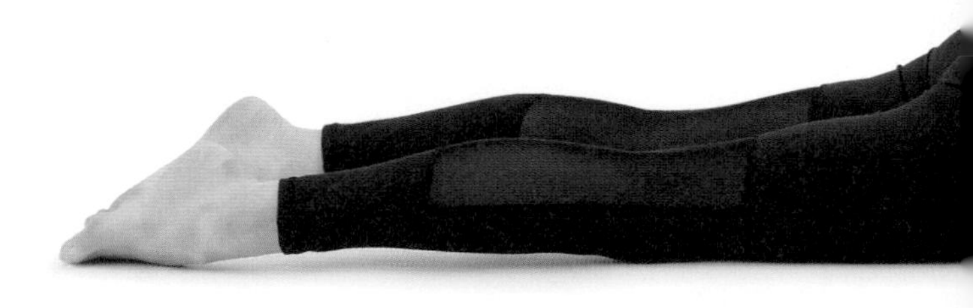

所有的
疼痛、發麻症狀
都適用

基礎
伸展操
3

抱膝體操

擴展變窄的脊椎管空間，
對舒緩神經壓迫很有效。
活化支撐脊柱的肌肉，
還能提升腰椎的柔軟度！

仰躺下來，兩腳膝蓋抬高 1

仰躺下來，兩腳膝蓋對齊，慢慢立起。

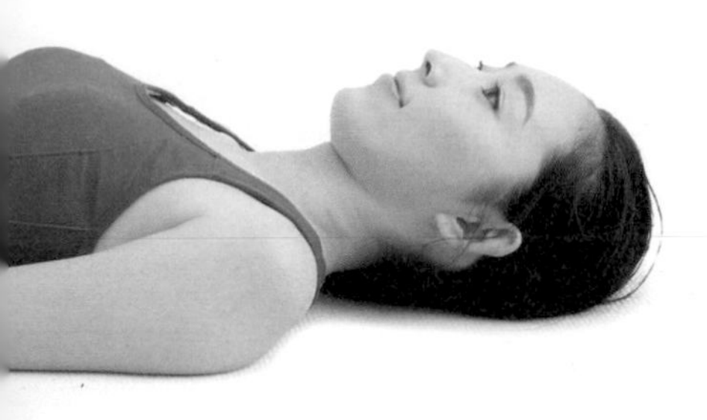

手抱兩腳膝蓋，彎曲腰部 2

兩手放在膝蓋上，慢慢大吸一口氣，再一邊吐氣一邊彎腰環抱住膝蓋。維持這個姿勢不動1～3分鐘，次數以一天進行1～3次為準。做這個動作時，想像是在彎曲背部～腰部如弓形，效果尤佳。

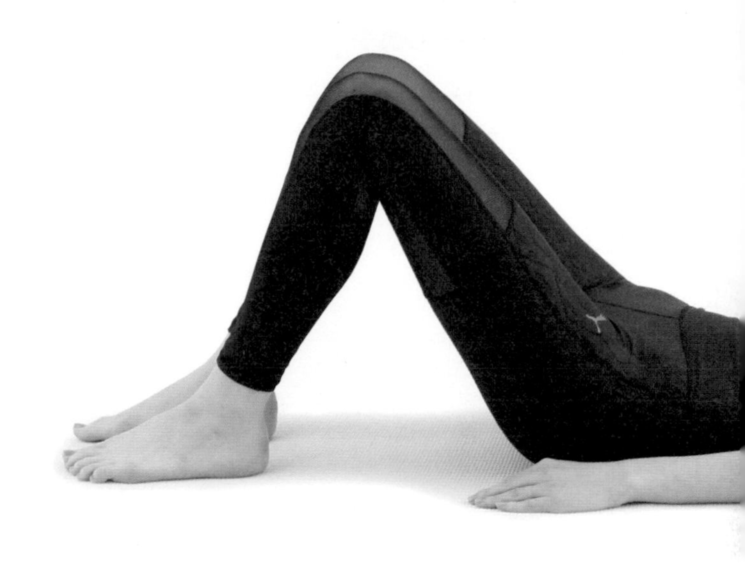

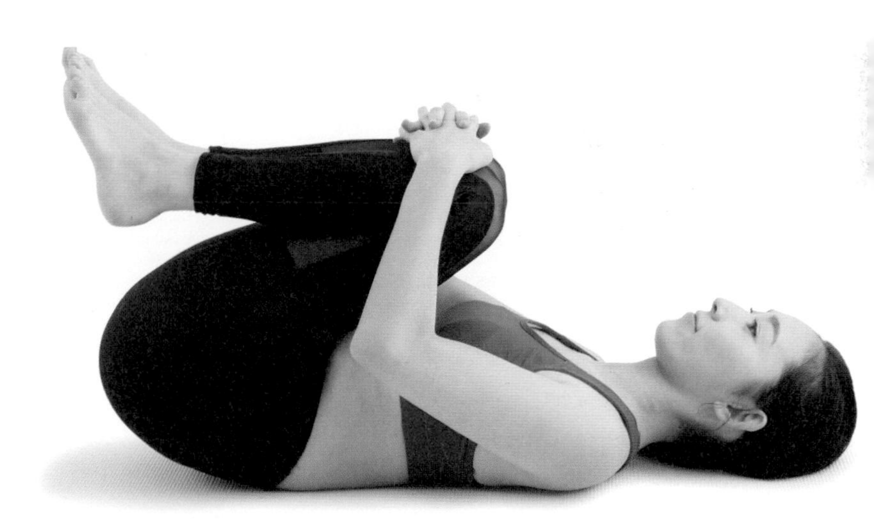

Ⓐ型的
疼痛、發麻症狀
適用

擴展腰椎
前側空隙的
伸展操

桌邊仰腰體操

利用體重和重力到最大限度，
對消除椎間盤突出造成的
疼痛或發麻發揮功效。
請多利用「空檔時間」勤加復健！

1 兩手手掌抵著桌子

面對桌子站著，
手臂打開與肩同寬，
手掌撐在桌面上。

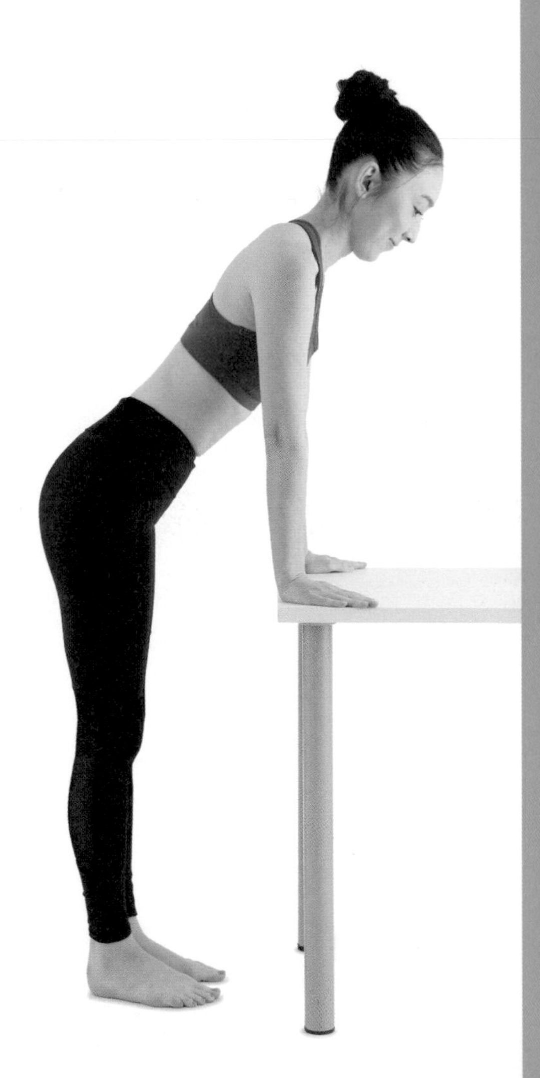

2 放鬆兩腳的力氣，仰彎腰部

一邊以雙臂支撐體重，一邊放鬆兩腳的力氣，反彎腰部。維持這個姿勢不動1～3分鐘，次數以一天進行1～3次為準。做這個動作時，盡可能地伸展腹部的前側，效果尤佳。

NG

兩腳的力量一定要放鬆！

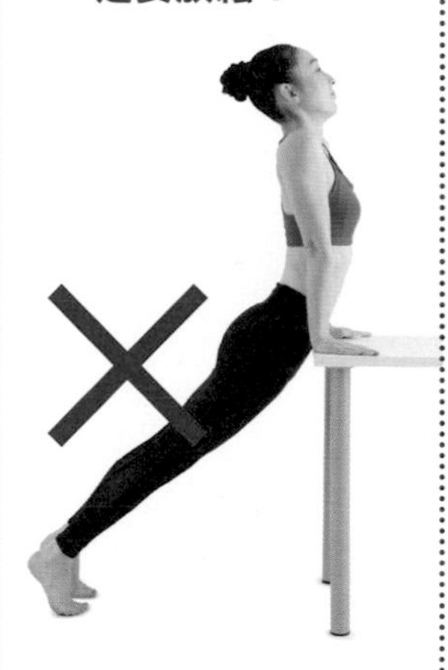

做伸展操時，如果兩腳還使力撐著地面，就是錯誤的姿勢。這種姿勢無法獲得伸展操原有的良效，所以請特別留意。

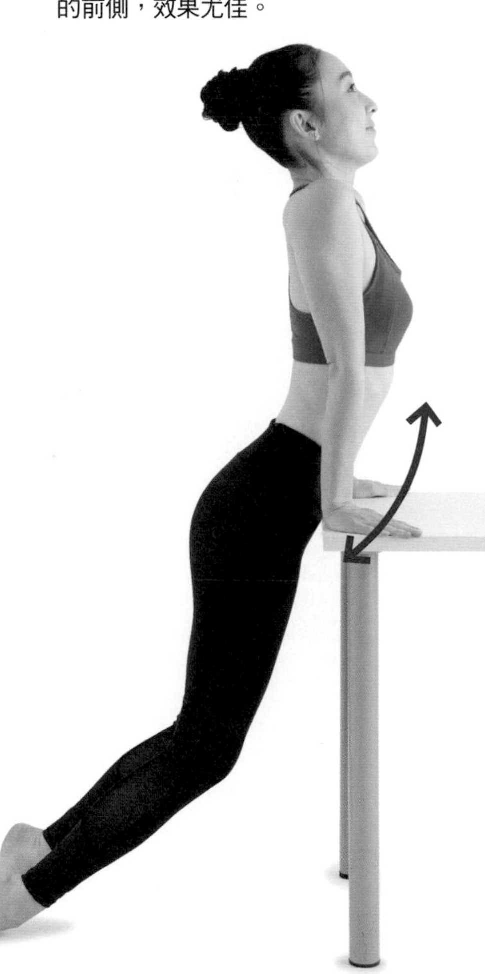

※為了獲得最大效果，上圖是採腳背稍微騰空的方式做示範。如果你對自己的體力沒有信心，請讓雙腳的腳掌著地，以站立的姿勢進行體操。

Ⓐ型的
疼痛、發麻症狀
適用

矯正腰椎
不自然扭曲的
伸展操

扭腰伸展操

「有困難的動作或姿勢」反而要多練，
脊柱的活動才會變靈活。
對於刺激到神經的椎間盤突出，
也有幫助自然歸位的作用！

1 坐在椅子上翹腳

坐在椅子上不要靠背，把會痛或會麻的那隻腳疊在上方翹腳（圖示為左腳會痛或會麻的情形）。

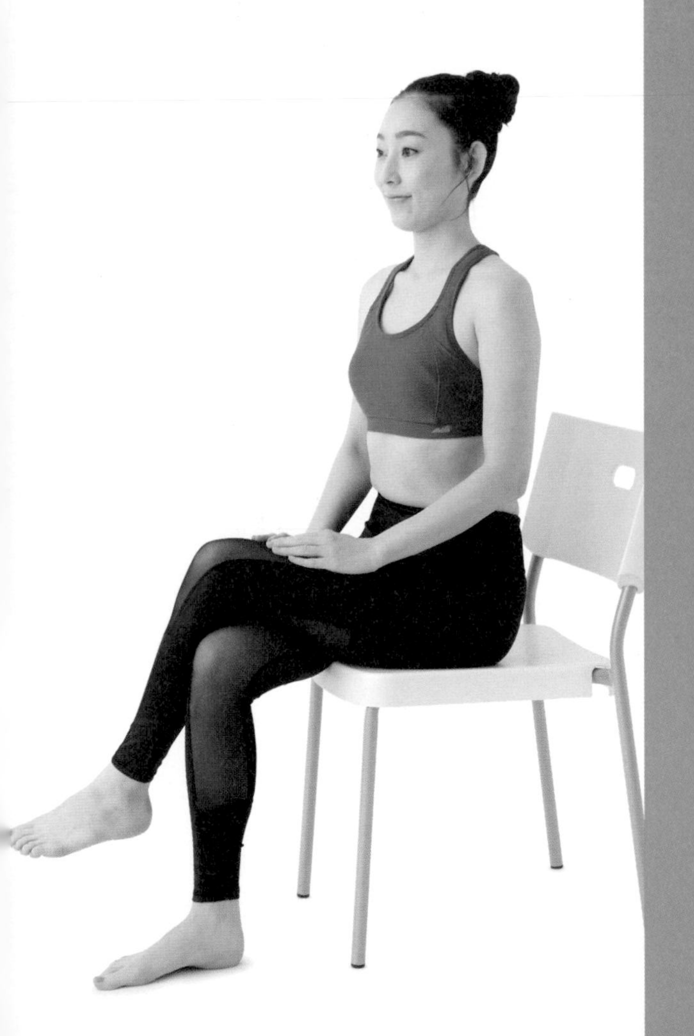

2 往後旋轉腰部～上半身

把另一側的手肘放在上面那隻腳的膝蓋上，另一隻手抓著椅背，腰部～上半身往會痛或會麻的那一邊向後旋轉。維持這個姿勢不動1～3分鐘，次數以一天進行1～3次為準。做這個動作時，手腕和腳都不要使力，想像腰椎確實在往後旋轉，效果尤佳。

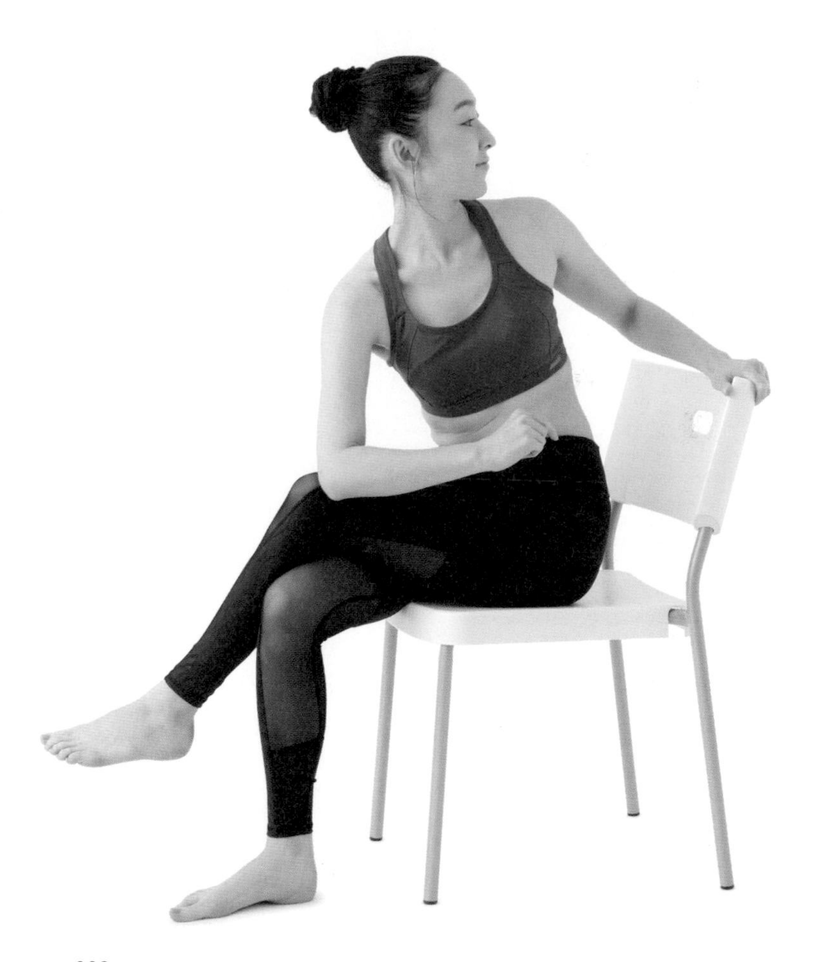

B型的
疼痛、發麻症狀
適用

擴展腰椎
後側空隙的
伸展操

桌邊彎腰體操

這種體操能隨時隨地
有效矯正B型特有的
「腰椎後側空間狹窄」狀態，
就此阻斷對神經的壓迫刺激！

1 兩手手掌抵著桌子

面對桌子站著，
手臂打開與肩同寬，
手掌撐在桌面上。

2 放鬆兩腳的力氣，彎曲腰部

一邊以雙臂支撐體重，一邊放鬆兩腳的力氣，腰部往前彎。維持這個姿勢不動1～3分鐘，次數以一天進行1～3次為準。做這個動作時，盡可能地彎曲下背部～腰部，效果尤佳。

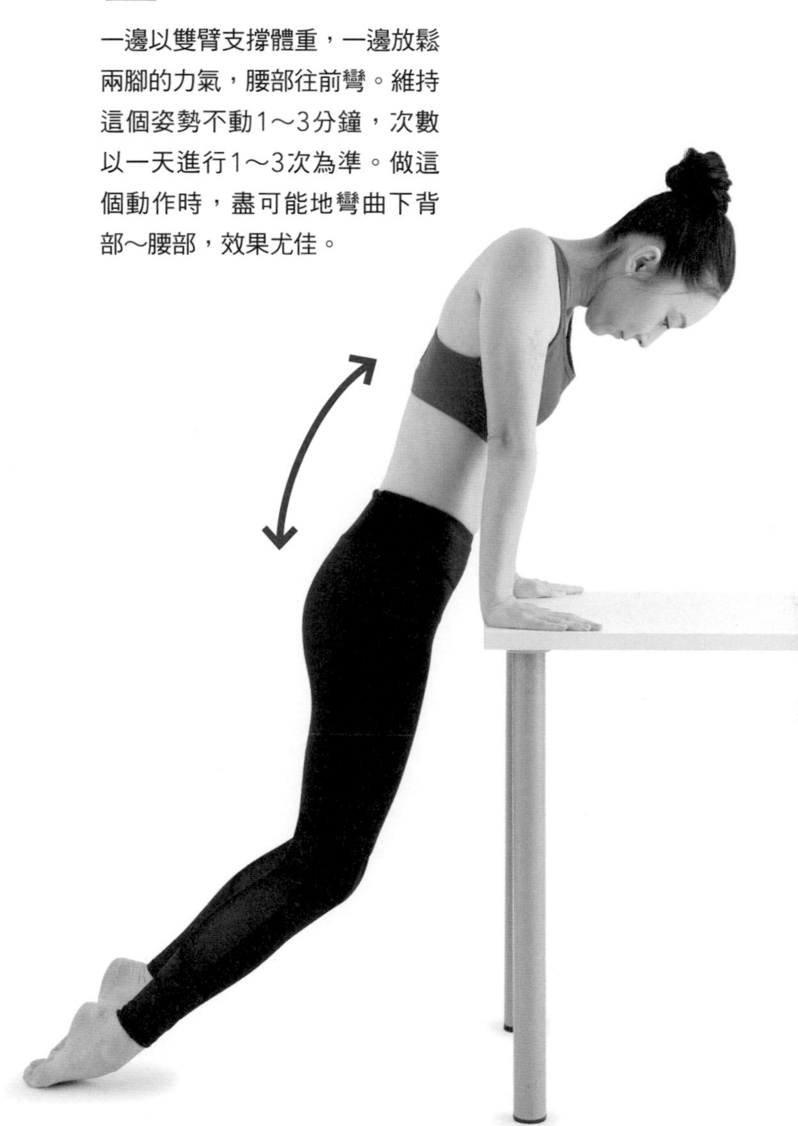

※為了得到最大效果，上圖是採腳背稍微騰空的方式示範。如果你對自己的體力沒有信心，請讓雙腳的腳掌著地，以站立的姿勢進行體操。

Ⓑ型的
疼痛、發麻症狀
適用

給予大腿外側
適當刺激
擊退疼痛、發麻

大腿伸展操

最適合用來活絡大腿外側到小腿肌肉的體操。可改善血液循環和神經傳導，擊退不適症狀！

1 單腳向外打開，放在椅子上

把會痛或會麻的那隻腳放在椅子上，轉向外側（圖示為右腳會痛或會麻的情形）。

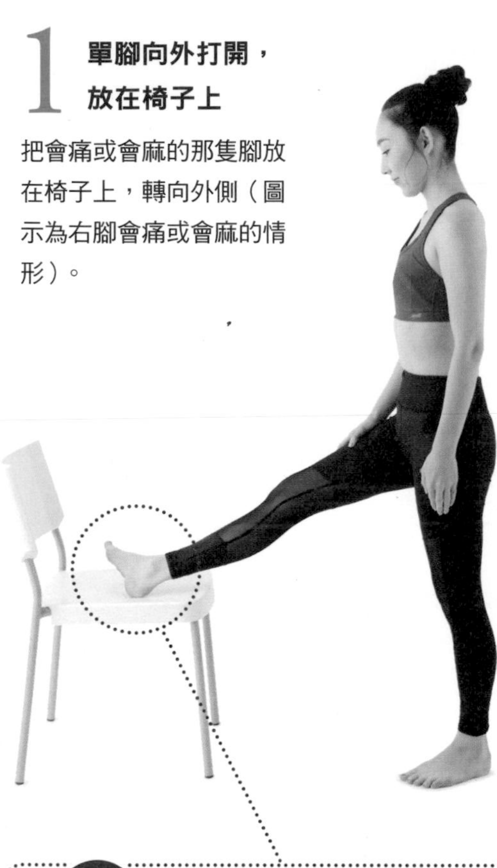

重點 腳一定要往外側轉！

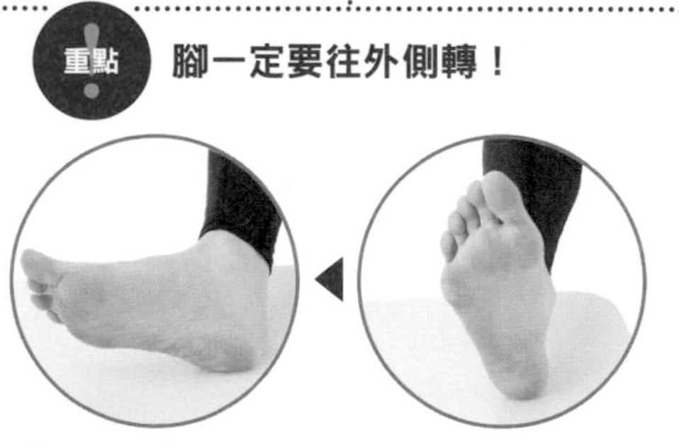

進行伸展操時，記得腳一定要往外側轉。這麼一來，手就能自然放到適當的位置上，大腿也更容易往外伸展了。

2 壓住膝蓋上方，大腿也往外伸展

兩手手掌放在椅子上那隻腳膝蓋上方內側的位置，利用體重壓住。維持這個姿勢不動1～3分鐘，次數以一天進行1～3次為準。做這個動作時，想像是在伸展大腿外側～臀部的範圍，效果尤佳。

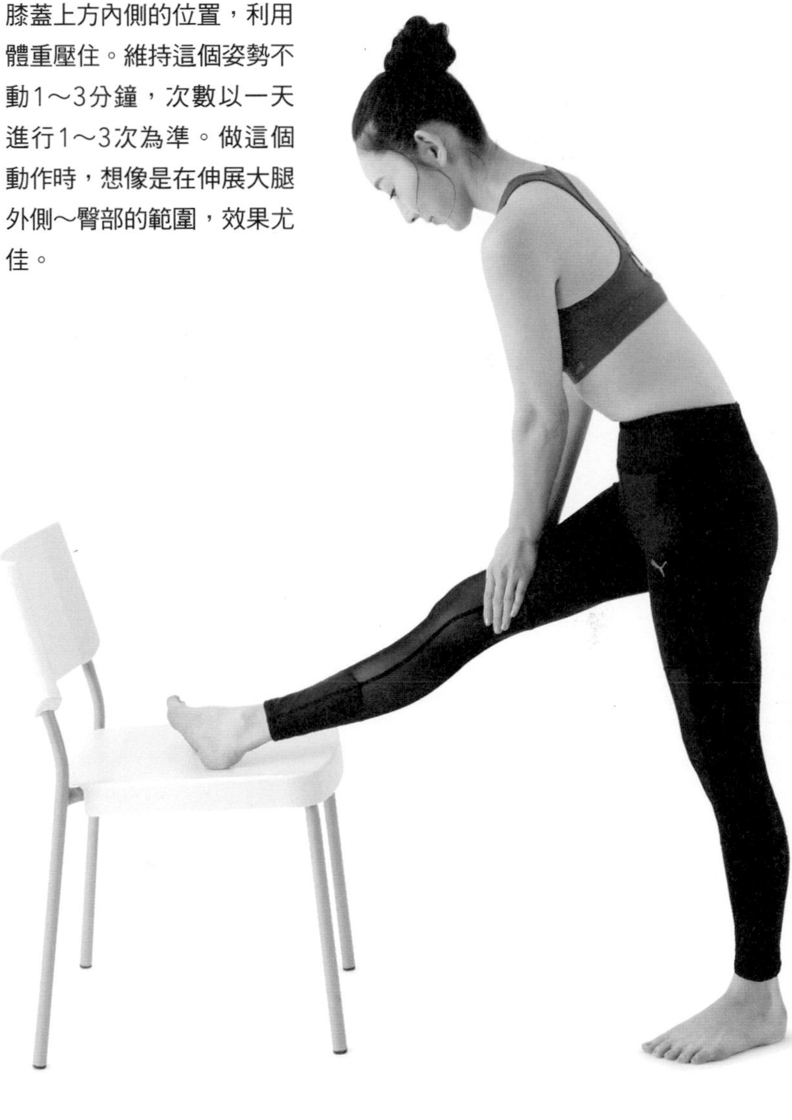

疼痛、發麻
特別嚴重時
適用❶

臀部的
特效
伸展操

臀部伸展操

在適當的位置刺激、軟化容易僵硬的臀部肌肉和韌帶。這個伸展操能速效解除對神經或血管的壓迫！

1 先確認「記號」髂骨

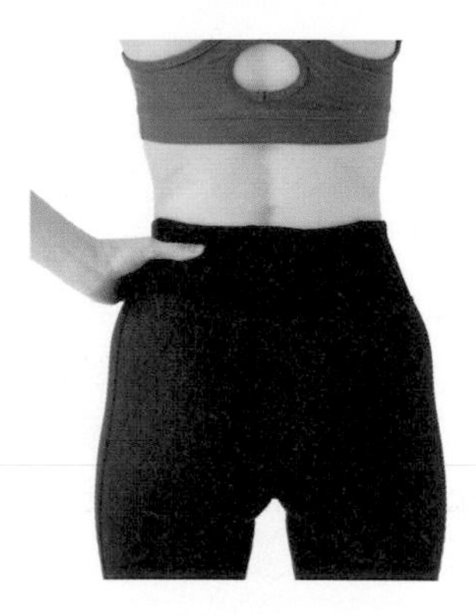

在會痛或會麻的那一邊，用同一邊的手指放在突出的骨盆上端（髂骨上端）的高度，確認出位置（圖示為左腳會痛或會麻的情形）。

2 在手指高度的位置設置網球

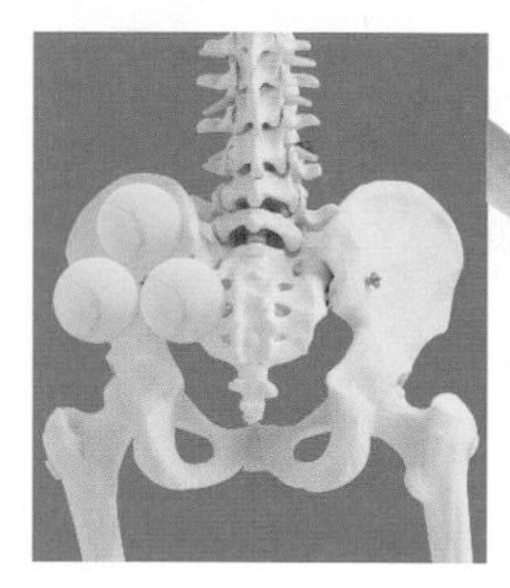

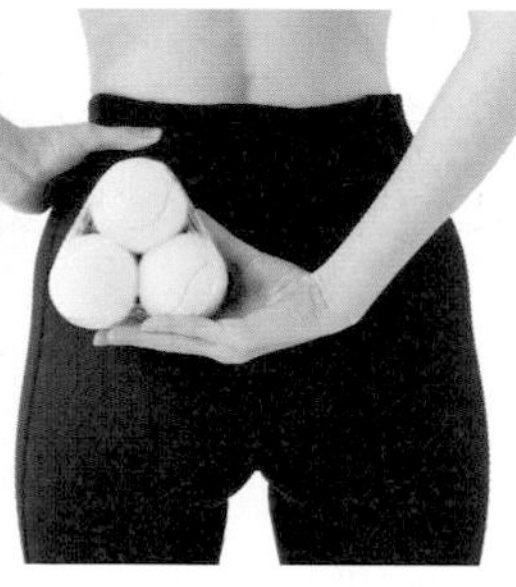

接著，另一邊的手把事先準備好的3顆網球拿成三角形，讓最上面的網球頂端靠著標出位置的手指。至於左右的設置是，最靠近肛門的網球離肛門約3～4公分屬最佳位置。

重點

抬高的腳
往內側彎45度！

抬高的腳往內側彎45度時，體重會正好落在網球上，更容易運用原理來消除或改善臀部的無力感、緊繃、僵硬，還有腳麻。

3 仰躺1～3分鐘，一邊把單腳抬高

小心不要讓網球位移，仰躺下來，一邊慢慢抬高另一邊的腳，往內側彎。維持這個姿勢不動1～3分鐘，次數以一天進行1～3次為準。臀部的無力感或坐骨神經痛特別嚴重的時候，可以隨時進行。做這個動作時，想像是在鬆開臀部的緊繃，效果尤佳。

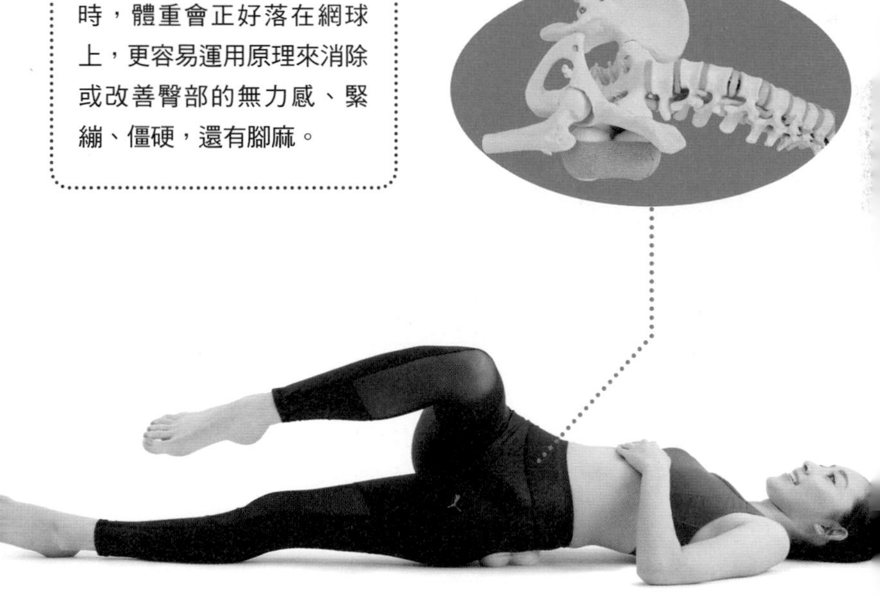

疼痛、發麻
特別嚴重時
適用❷

大腿的
特效
伸展操

L型腿部伸展操

這個伸展操能活動到手摸不到的體內肌肉，舒緩僵硬的大腿或臀部肌肉，讓神經的傳導變通暢。

1 仰躺下來，膝蓋向外彎曲90度

在地板仰躺下來，將會痛或會麻的那隻腳的膝蓋往外彎曲90度（圖示為右腳會痛或會麻的情形）。如果彎成90度的「L型」有困難，只要彎到不逞強的程度即可。維持這個姿勢不動1～3分鐘，次數以一天進行1～3次為準。當臀部的疼痛、發麻、不適感特別嚴重時，可以隨時進行。做這個動作時，放鬆下半身的力氣，想像是在舒展僵化的肌肉，效果尤佳。

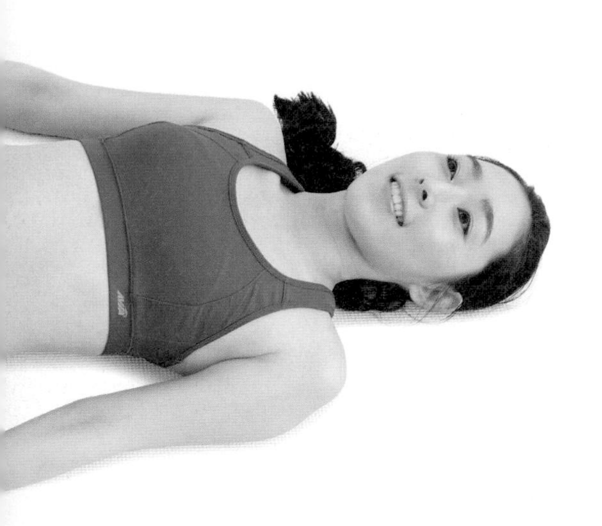

為外開的腳進行最好的自我保養

會痛或會麻的腳，經常容易有外開的特徵，主要是因為有問題的那隻腳往往肌肉僵硬。藉這個伸展操來舒緩緊繃的肌肉很重要。

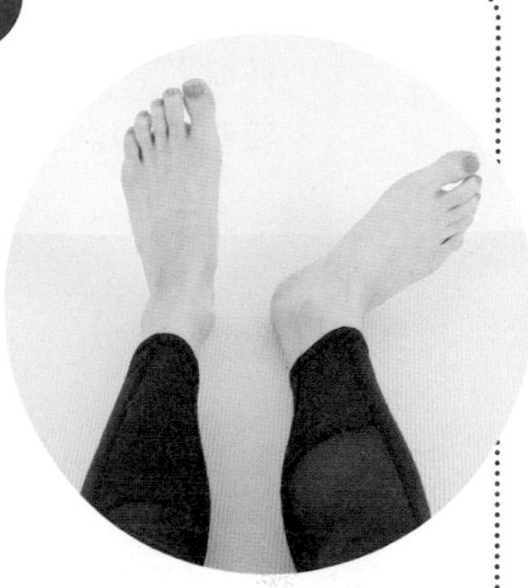

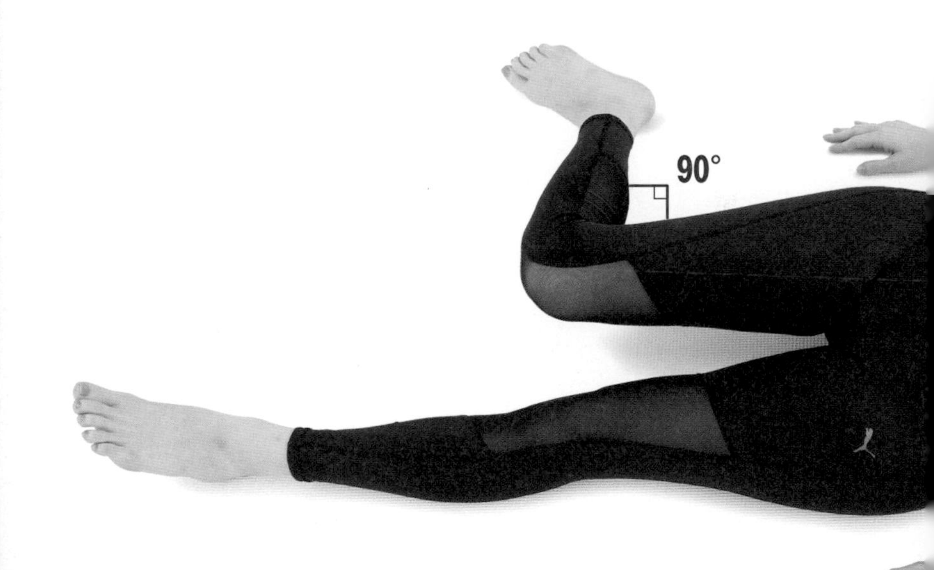

疼痛、發麻
特別嚴重時
適用❸

膝蓋以下的
特效
伸展操

腓骨頭矯正按摩

活動舒緩「膝蓋以下的坐骨神經痛要處」，大幅改善不舒服的症狀。甚至可當場消除發麻感，是代表性的特效按摩法！

1 搓揉膝蓋下方、外側突出的地方

坐在椅子上，彎曲會痛或會麻的那隻腳的膝蓋（圖示為左腳會痛或會麻的情形）。稍微用力握住膝蓋下方外側突出的地方，搓揉1～3分鐘，往後方按摩。次數以一天進行1～3次為準。當膝蓋以下的疼痛、發麻特別嚴重時，可隨時進行。做這個動作時，想像是在擴展膝蓋周圍變窄的空間，效果尤佳。

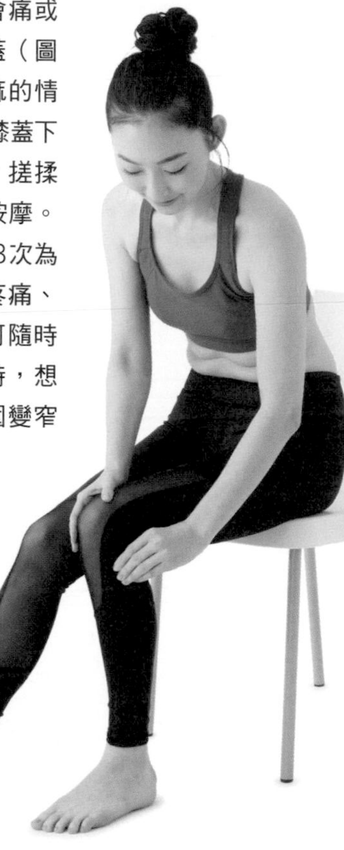

重點

順利找到腓骨頭的訣竅

如果不清楚腓骨頭（要用手指抓住的突出部位）的位置，可以把手指放在膝蓋外側，試著彎曲膝蓋，感覺圓圓會轉動的地方就是了。

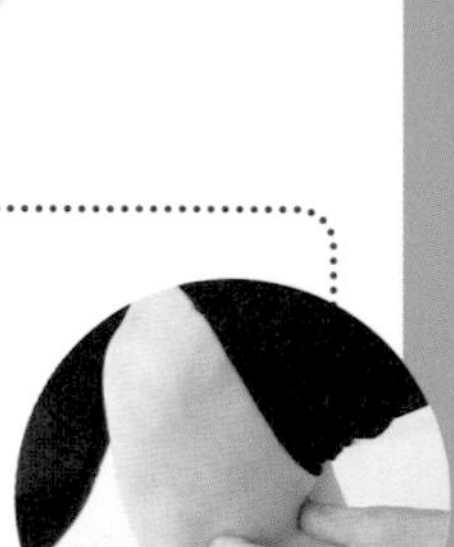

第2章

自己消除疼痛、發麻、無力感！

因罹患坐骨神經痛而想出「靠自己從根本醫治的最佳對策」

如「前言」所述，過去我也曾罹患坐骨神經痛。

親身體會到坐骨神經痛的痛苦，是在距今15年前左右。

當時，我自己經營的診所終於開業，為了盡可能幫助更多病患復健，過度操勞，結果**反覆閃到腰2~3次，演變成脊椎椎間盤突出，多次經歷了腰部、臀部、下肢的劇痛和發麻。**

到了這個節骨眼，我只好實行自我養護療法，而且完全治癒了所有症狀。於是，當時的經驗自然就活用在後來的醫術上，包括對撰寫腰痛的相關書籍也帶來很大的助益。

不過，就在去年，我突然注意到**「我體會過椎間盤突出所造成的坐骨神經痛，但沒經歷過脊椎管狹窄症所造成的坐骨神經痛」**。

當然，至今我看過許多患者各式各樣的坐骨神經痛症狀，也讀過多到數不清的相關文獻，協助患者消除或改善了他們的病痛。

但我所嘗過的、和患者同樣的痛苦，只有脊椎椎間盤突出與它併發的坐骨神經痛。

後文會再詳述，**大多數的坐骨神經痛主要有兩種發生模式，我只經歷過「椎間盤突出↓坐骨神經痛」的模式。另一種「脊椎管狹窄症↓坐骨神經痛」的模式所產生的疼痛、發麻、不適等症狀，雖然我可以從行醫的經驗和知識理解，但並非和患者一樣感同身受。**

那麼，我後來是怎麼做的呢……？簡而言之，**我故意讓自己得到脊椎管狹窄症，好好確認過脊椎管狹窄症所導致的坐骨神經痛以後，最後仍然靠著自我養護治癒了疼痛和不適。**

至於怎樣故意得到脊椎管狹窄症，為避免遭到惡用，在此省略細節。總之，就是讓身為小學生的女兒一再爬上我的腰部，好好「利用」了這個負荷。

爾後，**脊椎管狹窄症和坐骨神經痛的症狀一出現，我感覺到的不適和以往的椎間盤突出所導致的坐骨神經痛有明顯的差異。**

拜這次經驗所賜，對於這種模式產生的感覺障礙、知覺異常，我相信我比以前更了解患者的苦惱心情了。因此，我真的能夠體會各位的痛苦。

而且，正因自己親身體會過而有一些發現，**也完全活用了自己的身體，思考出更具效果的自我養護療法。**這個自我療法不僅治好了我本身的坐骨神經痛，對相同模式的坐骨神經痛患者也帶來優異的消除、改善功效。

後文將濃縮我所說的一切經歷，向各位介紹「靠自己從根本治癒坐骨神經痛的最佳對策」。

想要從根本解決棘手又惱人的坐骨神經痛症狀，到底該怎麼做？

以下就依序詳加說明。

椎間盤刺激神經，出現疼痛、發麻症狀

要自己治好坐骨神經痛，最先應該審視的，是腰部的狀態。

前文已經提過，大多數的坐骨神經痛主要有兩種發生的模式。

也就是以下這兩種：

❶「腰部的椎間盤突出↓坐骨神經痛」模式

❷「腰部的脊椎管狹窄症↓坐骨神經痛」模式

那麼，接下來就針對這兩種模式產生疼痛、發麻的原理個別說明。

模式❶的「椎間盤突出導致坐骨神經痛」不論男女老幼，非常多患者都有腰痛

的煩惱。

「椎間盤」是指，脊椎（脊柱）的骨頭（椎骨）和骨頭之間的組織，當然也存在於構成腰椎部分的椎骨之間。

椎間盤的內部有名叫「髓核」的果凍狀組織，周圍有稱為「纖維環」的軟骨包住。而髓核會配合人的動作變形成各種形狀，纖維環則保護著髓核。

這樣的構造**能發揮減輕體重負荷及地面衝擊的「緩衝功能」，同時也具有讓關節彎曲、扭動順暢的「彈簧功能」。**

不過，據說人橫躺著睡覺時，椎間盤也要承受近30公斤的力量；平常站立時更要承受約100公斤的負荷。

尤其是姿勢不良，如身子前傾時，對椎間盤更是施加了數倍體重的壓力，它會逐漸被壓扁變形。

而且，如果腰部的關節僵硬，會造成腰椎前側的構造損傷、椎間盤出現裂縫，部分的髓核就會被擠出背部脊柱之外。

被擠出的部分即「椎間盤突出」，壓迫到了神經（神經根或馬尾），就會感覺劇烈的疼痛或發麻。因椎間盤突出刺激到的神經，一路往臀部、下肢、腳尖延伸，所以這些部位會出現不舒服的症狀。

基於這樣的致病原理，**不管是腰痛還是坐骨神經痛，主要是在前傾的姿勢時，容易感覺疼痛或發麻**，相當於第22頁自我檢查結果的**「坐骨神經痛A型」**。

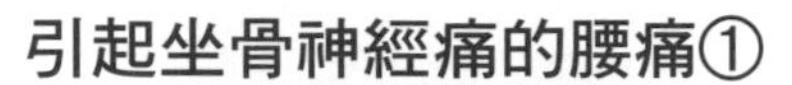

引起坐骨神經痛的腰痛①

「椎間盤突出」

容易出現疼痛、發麻症狀的是……

身體從如左圖的正常狀態

「往前傾」時

腰椎前側的構造受損，
造成椎間盤突出，壓迫
到神經

神經受壓迫的狀態
（由上往下看的樣子）

腹部那一面

被擠出的
髓核

纖維環

神經
（神經根）

神經根叢
（馬尾）

背部那一面

神經受到壓迫或刺激，出現坐
骨神經痛

避免惡化至「椎間盤突出之後的狀態」

模式❷的腰部脊椎管狹窄症也會引發坐骨神經痛，是近年來患者遽增而蔚為話題的腰痛。

所謂腰部的脊椎管狹窄症，是指脊骨整體（脊椎）後方神經穿過的通道（脊椎管）變狹窄，通道裡的神經受到壓迫，導致腰部、臀部和腳出現疼痛或發麻的疾患。

其中，最具代表性且最明顯的症狀是「因疼痛或發麻的關係，無法長時間走路，但稍微休息一下後，又能行走了」，又稱「間歇性跛腳」。

因為是腰椎後側的構造受損，引起疼痛、發麻的原理和前述的椎間盤突出相反。反而是身體往後仰時，比較容易感覺到痛麻，相當於第22頁自我檢查結果的**「坐骨神經痛B型」**。

附帶一提，腰部的老化有一定程度的發展模式，一般而言，**通常會從「前傾會痛（＝本書的自我檢查結果之A型）」的腰痛開始逐漸惡化。**

具體來說，**就是「韌帶、筋膜性腰痛（腰部周圍的肌肉痠痛）↓椎間盤變性↓椎間盤突出」的過程。**

「椎間盤變性」是指腰椎的前側出現塌陷，5個腰椎之間的椎間盤撐不住，使椎間盤內的髓核受到壓迫，狀態不穩定而產生疼痛。

如果放任不管，接下來會演變成「腰部後仰會痛」的類型，依「椎弓解離症↓腰椎滑脫症↓脊椎管狹窄症」的進程惡化下去。

「解離症」是指腰椎的骨頭（椎骨）後側的突起部分斷裂分離，腰椎呈現不穩定的狀態，刺激到神經，引起解離部位發炎疼痛的疾患。

另外，「滑脫症」主要是指腰部的椎骨往前滑脫，位移導致神經受刺激，產生疼痛發麻的疾患。

希望各位也認識疾患的發展模式，是因為基本上脊椎管狹窄症相當於腰部老化的最終階段。

而且，還有更重要的一點。

當腰部的老化演變到「椎間盤突出之後的狀態」時，不僅非常容易出現坐骨神經痛，腰痛和坐骨神經痛都會重症化，患者極有可能苦於複雜的症狀和疼痛。

所以，希望你及早開始進行適切的保養。

引起坐骨神經痛的腰痛②

「脊椎管狹窄症」

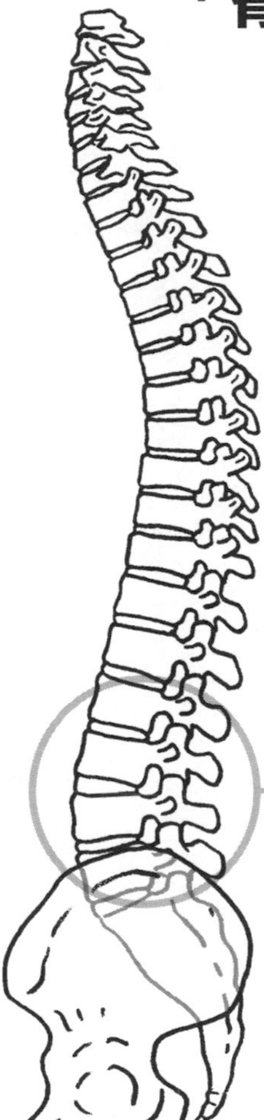

容易出現疼痛、發麻症狀的是……

身體從如左圖的正常狀態

「往後仰」時

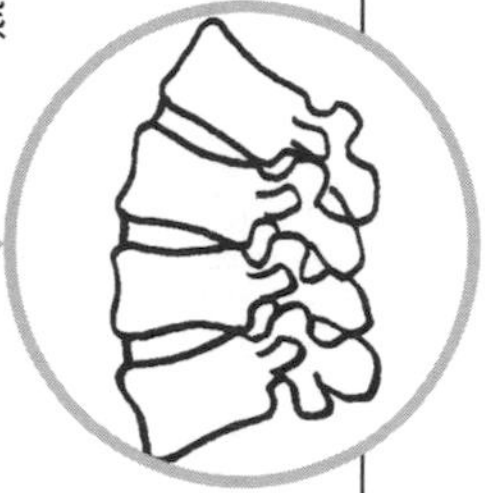

腰椎後側的構造受損，神經的通道，即「脊椎管」變窄，壓迫到神經

神經受壓迫的狀態
（由上往下看的樣子）

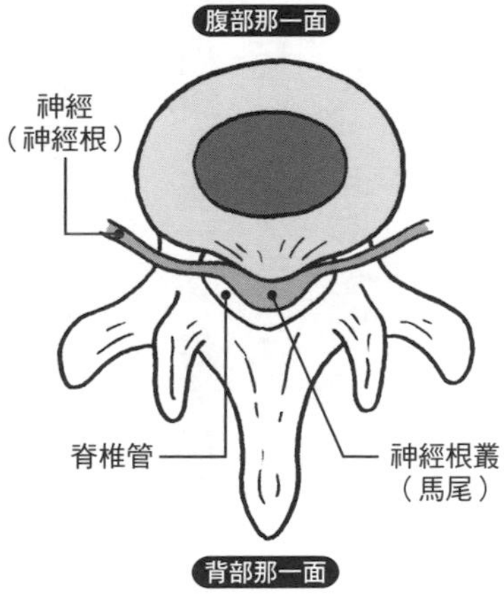

腹部那一面

神經
（神經根）

脊椎管

神經根叢
（馬尾）

背部那一面

神經受到壓迫或刺激，出現坐骨神經痛

複雜的綜合型病因和症狀
都能靠自我保養來守護！

第2章到目前為止，詳述了大多數坐骨神經痛的兩大致病模式。
歸納了坐骨神經痛的分類和特徵後，還有一件事希望各位知道。

那就是**有非常多的患者是參雜了「坐骨神經痛A型」（＝前傾會痛的類型）要素和「坐骨神經痛B型」（＝後仰會痛的類型）要素的「綜合型」。**

在我至今接觸過的幾萬病例中，可以說混合A型和B型的人高達8成之多。

尤其要注意的是「B型要素較多的綜合型」患者。

也就是患有脊椎管狹窄症的身體一向後仰就會腰痛，同時伴隨著強烈的坐骨神經痛症狀，請試著回想看看前文所述的腰部老化進程。

其實，「坐骨神經痛B型」的人通常以前也曾經歷過「坐骨神經痛A型」的症狀。

換句話說，**因為潛在著A型的原因，所以即使目前是B型的症狀比較明顯，但A型的症狀何時變嚴重都不足為奇。**

當然，在第1章裡有介紹過各種因應的伸展操，針對這種比較複雜的狀況，也備有「針對自己的疼痛、發麻症狀來做伸展操！」（請參照第26頁）的單元，所以，請不用擔心。

各位還是可以靠自己的力量，完善解決自身的腰痛和坐骨神經痛問題。

沿著坐骨神經的路徑速效保養！

理解「腰部的問題與坐骨神經痛的關係」之後，**接下來來看「其他關節、肌肉與坐骨神經痛的關係」吧。**

這麼一來，多數坐骨神經痛的致病原理都能被涵蓋，更能提高消除疼痛、發麻的準確率。

脊椎（脊柱）中的神經（脊髓），分枝延伸到全身的神經稱為末梢神經，其中**坐骨神經是最長、最大的末梢神經，從腰部、臀部、大腿往膝蓋的後側延伸，到此又分成兩條神經接續到腳尖**（請參照第24～25頁的圖示）。

就這樣，坐骨神經綿延下半身，所以腰部以下的神經在行經的路徑中，受到刺激而產生疼痛、發麻的情形並不少見。

比方說，坐骨神經所經過的臀部或大腿肌肉，若處在緊繃、收縮、僵硬的狀態，通過肌肉中間或旁邊的坐骨神經等於受到壓迫，就會引起疼痛或發麻。

所以，為消除此種情形的坐骨神經痛，**必須除去坐骨神經的路徑，也就是臀部、大腿肌肉對神經的壓迫，讓神經的傳導順暢。**

此外，為了更有效率地改善、消除坐骨神經痛，**除了確保神經暢通，同時促進血液循環也是非常有效的重點。**

血液循環不順暢的話，就無法順利從構成肌肉的肌肉纖維或受壓迫的神經回收致痛物質，進而形成停滯。可以說就是**處在對疼痛、發麻敏感，且長時間持續覺得痛麻的狀態。**

在膝蓋周圍等神經、血管通過的空間狹小的部位，這樣的問題和坐骨神經痛息息相關，記起來有利無害。

第1章「疼痛、發麻特別嚴重時適用」單元所介紹的伸展操和按摩方法，就是在解決現在提到的問題。

揭開這些伸展操為何立即有效的祕密，其實就是迅速直接地排除坐骨神經在行經路徑中容易出現的問題。

也能因應「廣義的坐骨神經痛」！

這次，為撰寫以坐骨神經痛為主題的書籍，我思考著要寫到多大範圍之內的病痛才是。

若以較嚴謹的定義來看待坐骨神經痛的話，就是坐骨神經受刺激而產生疼痛、發麻、無力、不適感，並且在臀部、大腿內側及外側、小腿、腳尖、腳底等部位出現症狀。

但是，來向我求診的患者之中，**為數不少的人就算不是這種嚴謹定義的坐骨神經痛，也會說「我有坐骨神經痛的煩惱……」。**

最常見的是，大腿前側（腹部那一面）根部的地方，感覺疼痛的案例。

對於這種疼痛，患者本人會認為是坐骨神經痛也無可厚非。

我很清楚一般而言，從以前說到下半身會痛或發麻，就有是「坐骨神經痛」的既定印象。

正因為如此，這次出版坐骨神經痛的書，我決定不侷限於專業用語或嚴謹的定義，採納「廣義的坐骨神經痛」解釋。

因為與其拘泥於醫界的學術用語，盡可能把有效的治療方法傳達給為廣義的坐骨神經痛所苦的患者，更為重要多了。

當然了，關於這種類型的疼痛，之後也會好好說明其發病的原理和改善的方法（請參照第152頁）。

因此，**只要讀完這本書，應該就能讓你妥善應對下半身大多數的疼痛與發麻狀況。**

下一章開始，會解說第1章的伸展運動、體操、按摩為何效果絕佳的原因。

希望讓你完全理解，關乎坐骨神經痛的腰部、臀部、大腿等，容易發生什麼樣的問題、如何直接確實地矯正，以及復健回到正常狀態到底有多重要。

只要理解這些，一定會讓你更有動力開始實踐伸展操，且持之以恆。

那麼，就趕緊翻開下一章吧！

第3章

為什麼簡單的伸展操可以消除坐骨神經痛？

消除坐骨神經痛的首要之務是保養腰部的關節！

若想要完全治好坐骨神經痛，最先該保養的，是名叫「薦髂關節」的關節。

在我們的腰部，骨盆中央的薦骨和左右的髂骨之間，有薦髂關節與5個骨頭（椎骨）組成「腰椎」的關節（請參照第24頁的插圖）。

我們人類的腰部藉由這兩個關節靈活連動，才能緩和體重的負荷與地面的衝擊，正常運作。

但是，如果老是習慣以往前傾的姿勢久坐，就會使薦髂關節和腰椎之間的連動變差。

若以建築物來比喻腰部的構造的話，**位於骨盆的薦髂關節相當於「基座」，上**

面的腰椎相當於「柱子」。坐視這個結構崩壞不管，絕對不妥。

尤其薦髂關節原本就是容易產生問題的關節，所以要格外注意。

薦髂關節在正常的狀態下，也會前後左右移動數公釐，就因為有少許可動區域，才能發揮前述的緩衝功能，扮演連動全身關節的關鍵角色，但**也因這個可動區域狹窄，所以很容易卡住。**

再次舉習慣用往前傾的姿勢久坐為例，**腰部到背部的肌肉（豎脊肌）被拉扯而持續緊繃，會影響與此肌肉相連的薦骨也位移，造成骨盆呈現傾斜狀態的惡性循環。**

結果，薦髂關節變得僵硬，保持負重平衡及吸收衝擊的機能大幅下降。這麼一來，就會殃及腰部周圍的肌肉和椎間盤等，使腰痛惡化。

加上，**重心偏移的不良姿勢一旦定型，腰部周圍的肌肉組織就容易僵硬，會妨**

礙坐骨神經的流通。不只是神經，連血液循環也會變差。

總之，要消除、改善坐骨神經痛的話，調整好薦髂關節的狀態是絕對必要的。

因為很重要，在此請翻到第24頁的插圖再看一次。

穿出腰椎下方和薦骨孔洞的神經，通過薦髂關節旁會合，形成一條較粗的神經。另外，這條坐骨神經也通過薦髂關節下方，往臀部、大腿後側延伸。

像這樣確認坐骨神經的路徑，**應該就能理解為什麼「薦髂關節狀態的好壞掌握了坐骨神經痛的關鍵」。**

所以，希望你實踐「薦髂關節伸展操」（請參照第30頁）。

進行這個伸展操時，網球能給予適當的刺激，來緩和僵硬的薦髂關節，擴大可動區域（可動的範圍），讓關節的作用更靈活。

像這樣**調整薦髂關節的機能，使其回復到正常狀態，可以減少腰椎、腰部周圍的肌肉和椎間盤的負擔。若有神經受壓迫，也能緩和壓迫的程度**，假如血管被壓迫的話，同樣能得到舒緩。

這一點，不管你在第20頁的自我檢查表得到的結果是A型或B型都一樣。

而且，坐骨神經痛的痛麻也會大幅獲得改善。

現在的日本，據說高達8成左右的人都有薦髂關節的問題。包括我接觸過的坐骨神經痛患者，也全都有薦髂關節機能不全或是功能低落的情況。

正因為如此，為坐骨神經痛煩惱的朋友，希望你先開始舒緩薦髂關節，讓它回復正常的機能。請務必積極地實踐看看。

組合相反的動作，發揮最大效益

上一節說明了薦骼關節的連動機制當中，包含了名為「腰椎」的腰部關節。當然了，腰椎也需要適切的呵護。

這裡要推薦的是**「海狗式體操」**（請參照第32頁）和**「抱膝體操」**（請參照第34頁）。

包含腰椎在內的脊椎（脊柱）是由一個個椎骨相疊而成，原本整體呈現出和緩的「S曲線」。

和薦骼關節一樣，脊椎的S曲線具有減輕體重與重力的負荷、減少地面衝擊的功能。

不過，如果身體的姿勢老是習慣往前傾，脊椎的S曲線就會漸漸走位。

構成腰部的腰椎**本來是稍稍朝後方呈弓形，卻逐日失去了曲線，幾乎變成直線形。**

嚴重的話，甚至會出現恰恰相反的弓形，也就是前傾的姿勢定型，近似「向前彎曲」的形狀。

如此一來，就會給腰部周圍的肌肉、椎間盤帶來更多的負荷，成為腰痛惡化的主因。

一開始只是肌肉、筋膜性腰痛（腰部肌肉痠痛）的程度，萬一這些症狀慢性惡化，會使椎間盤也發生異常，而**演變成椎間盤變性、椎間盤突出，導致腰部的問題越來越嚴重。**

所以，要好好矯正這些問題的開端，也就是往前傾的姿勢，讓脊椎重新回到S

曲線。

針對這一點，最適合的莫過於海狗式體操了。

只要持續進行海狗式體操，就可以把往前傾的身體重心拉回後方，重新建構脊椎原來的S曲線，順利分散集中在腰椎前方的壓力。

這麼一來，便能減少髓核露出椎間盤之外的風險，就算突出部分已經壓迫到神經，還是能幫助改善壓迫的程度。

尤其對腰部椎間盤突出的患者，是非常有益的體操。

此外，往後拉回腰椎的矯正效果，也能消除豎脊肌等腰部周圍肌肉的緊繃、僵硬。即使只是現在起身實踐一下看看，應該也能立即感受到腰部和背部變得輕鬆。

海狗式體操還有矯正薦骨位移的作用，所以也能提高薦髂關節和腰椎的連動性。

同時，**各位在進行海狗式體操時，建議也要一併做抱膝體操。**

抱膝體操對於第20頁的自我檢查**結果為A型較多者，即椎間盤突出造成坐骨神經痛的成分較多的人，具有活化豎脊肌的好處。**

若要讓肌肉回到柔軟健康的狀態，就必須均衡地給予收縮與鬆弛的刺激。換句話說，進行海狗式體操時豎脊肌會收縮，而抱膝體操則能夠伸展、鬆弛豎脊肌。

相對的，自我檢查**結果為B型較多者，即脊椎管狹窄症造成坐骨神經痛的成分較多的人，他們的腰椎和薦髂關節一起變得僵硬，做這個體操將有提高柔軟度的好處。**

此外，這一型的患者平常姿勢太往後仰，身體重心偏向後方，非常容易使腰椎後方的空間變得狹窄，而抱膝體操能擴展空隙，具有緩和神經所受壓迫的作用。

談到這裡，我想已經有讀者發現，為何要一起做這兩種體操的原因了。

如第62頁所言，那是**因為現實中幾乎所有的人都是混合A型和B型要素的「綜合型」**。

因此，組合「反身的海狗式體操」與「曲身的抱膝體操」這兩種相反的動作一起做，能獲得最大的加乘效果。

擴展椎間盤突出的腰椎前側空間，擊退疼痛、發麻

接下來，將針對第20頁自我檢查結果為A型較多者適用的兩種伸展操，說明究竟能發揮什麼樣的作用。

首先是**「桌邊仰腰體操」**（請參照第36頁）。

這種體操之所以能有效消除疼痛、發麻，最大的原因是**它能好好擴展腰椎前側椎骨之間的空間。**

如同我一再重複的，A型，也就是罹患椎間盤突出的人，**幾乎慣性採取往前傾的姿勢，因而容易使腰椎前側的空間變狹窄。**

於是，腰椎的椎間盤內部的髓核，就很容易往後方突出，進而增加壓迫到神經的風險。

桌邊仰腰體操能幫助他們從根本解決這樣的問題，擊退痛麻。

乍看之下，一樣都要反彎腰部，或許會讓人覺得「不是和海狗式體操差不多嗎？」。

不過，其實兩者有明確的差異。

海狗式體操是以躺在地板上的姿勢進行的。

相對於此，桌邊仰腰體操則是以站立的姿勢進行。**當腳部的力氣放鬆，只靠手臂來支撐身體，採取腰部反彎的姿勢時，體重和重力自然就能轉化為擴展腰椎前側的力量，發揮功效。**

這是海狗式體操無法產生的效果。

而且，有一點其實很重要，**桌邊仰腰體操可以站著進行，所以隨時隨地都可以實踐。**

不管是工作或家事的空檔，都能輕鬆進行這麼有效的體操，從各種層面來看，皆可算是效率相當好。

讓腰椎的活動變順暢，使椎間盤突出歸位的體操

「扭腰伸展操」（請參照第38頁）也蘊藏著優良的作用。要發揮這個作用的重點在於，**以腰部為中心，上半身往後方旋轉。**

第20頁的自我檢查結果為A型較多者，即椎間盤突出造成坐骨神經痛的成分較多的人，在日常生活中，有姿勢經常前傾的傾向。如果一直採取那種「輕鬆」或「擅長」的動作和姿勢，會讓脊椎整體包含腰椎的活動性變差。

就因為這樣，扭腰伸展操能夠確實發揮效用。

讓腰椎回復到正常狀態的機制

❶左後方有
椎間盤突出……

負荷偏向左前方

左邊身體越往前方轉，
越容易造成不自然的扭轉

❷進行扭腰
伸展操……

分散偏重的負荷

增加會痛的左邊
往後方旋轉的力道

❸幫助腰椎
回到正常的狀態！

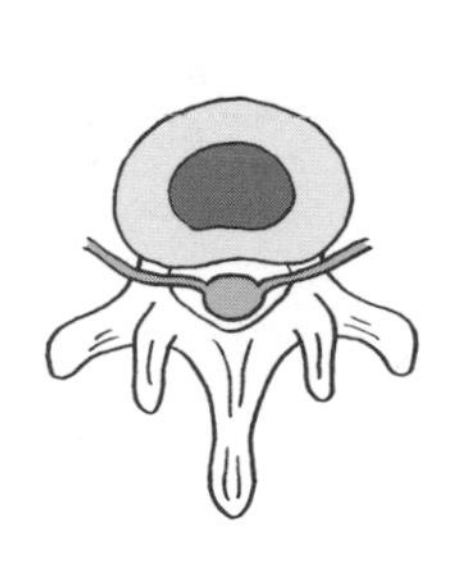

也就是說，扭腰伸展操**以腰部為中心，讓上半身往後轉，這等同於患者「不擅長的動作和姿勢」，只要持之以恆，脊椎整體包含腰椎的活動都會變得更順暢。**

可以說，它能提升一個個椎骨之間的連動性。

不僅如此，對於這種類型的患者，**扭腰伸展操還具有讓「椎間盤突出造成痛麻的部分」自然歸位的作用。**

幾乎所有的椎間盤突出，**都是

髓核往「左後方」或「右後方」外露，中央部分往正後方突出的案例在我至今經手的病例中，只見過區區個位數。

髓核是往左後方露出或往右後方露出，隨「身體往前傾時左右兩側哪一邊負重較多」而定。

換句話說，平常身體的重心偏「左前方」的人，也一直對椎間盤施加左前方向的壓力，因此髓核容易往左後方突出。相反的，身體重心偏「右前方」的人，髓核就容易往右後方突出，就是這麼回事。

另外，**如果身體長時間持續處於負重不平衡的狀態，腰椎本身也經常會發生扭轉的情形。**

比方說，身體習慣傾向左前方的話，「腰椎左前方的部分」頻繁轉到中央的位置，就容易形成不正常的扭轉狀態。這麼一來，**髓核更容易被推出，可能使椎間盤突出部分更加刺激到神經**（請參照第85頁插圖①）。

不過，如果這時我們做扭腰伸展操會怎麼樣呢？**會痛或會麻的那一邊腰部～上半身往後方旋轉，這個動作能把身體拉回到左右均等、重心置中的狀態。**

所以，只要持續勤做伸展操，就能讓不自然扭轉的腰椎回復正常狀態，同時分散原本偏向左前方的負荷。結果可使椎間盤內部的髓核不易被推出，自然歸位（請參照第85頁插圖②、③）。

還有一點也提供給各位參考看看，**這個「會痛的那一邊往後轉」、「不痛的那一邊往前轉」的小技巧，建議可以運用在日常生活的動作中。**尤其是走路時一邊做，能發揮更好的效果，平常就把第129頁的內容放在心上吧！

脊椎管狹窄症造成的神經壓迫也能靠自我保養來紓解！

接下來，要說明第20頁的自我檢查結果為B型較多者適用的兩種體操。

「桌邊彎腰體操」（請參照第40頁）的目的是，**擴展腰椎後側椎骨之間的空間。**

B型的人，也就是脊椎管狹窄的患者實際演練的話，可矯正腰椎後方變窄的空間，所以能舒緩神經壓迫、抑制疼痛和發麻。

除此之外，和「桌邊仰腰體操」一樣，**「桌邊彎腰體操」能善用體重和重力，且具有不受環境限制的便利性。**

所以，請常常實踐這個體操，讓腰椎養成「好習慣」。

不過，脊椎管狹窄症和椎間盤突出比起來，有高齡者容易發病的傾向，所以可能有些朋友會覺得「無法只靠手臂支撐身體」、「身體會搖晃很可怕」。

假如是上述這種情形的話，**請把兩隻手肘撐在桌面上進行，做一些應變也無妨。安定性會增加，變得更容易實行。**

話雖如此，為了確實擴展腰椎後方的空間，做體操時還是要遵守兩腳力氣放鬆，下背部～腰部彎曲的原則。

也有使僵硬的血管和神經軟化的效果

如第2章所述，我親身經歷過椎間盤突出和脊椎管狹窄症這兩種痛苦。

因此，非常確定兩者之間症狀的差異。

罹患脊椎管狹窄症的時候，大腿外側～膝蓋外側所出現的不適，讓我在意得受不了。

簡直就像肌肉被強制性地綁住，被迫收縮一樣的感覺……。總之，就是非常不舒服。

而且，我還記得這個症狀在站起來的瞬間頻繁發生。

這個經驗讓我有兩個重大的發現。

第一個發現是，它讓我確信從前的「坐骨神經痛定論」不過只能參考而已。

這一點平常在和患者互動的過程中，就稍稍有這樣的感覺，終於從自己的體驗獲得了印證。

醫界普遍認為，出現坐骨神經痛的部位和腰部異常的地方之間，有一定的模式存在。

然而，照這個理論來說的話，**像我這樣的脊椎管狹窄症，大腿外側～膝蓋外側的範圍不應該出現神經方面的障礙。但實際上，卻出現了坐骨神經痛。**

第二個發現是，為治療坐骨神經痛而試過各種方法後，我確定**「大腿伸展操」**（請參照第42頁）是最適合的運動。

會痛或會麻的那隻腳向外轉，用力壓住膝蓋上方的內側的話，**除了可伸展大腿外側，還包括非常容易出現坐骨神經痛的大腿內側**，甚至連小腿肌肉都能自然獲得舒展。

因此，**僵化的血管組織和神經組織會變得柔軟，改善血液循環和神經傳導，發揮消除疼痛、發麻、不適感的效果。**

事實上，做這個體操的時候就會感覺非常舒服，結束後也會覺得「輕鬆多了」。

同時解放臀部3條神經的束縛感

本書共介紹10種有效消除坐骨神經痛的伸展操。其中，當疼痛、發麻、無力感特別嚴重時，隨不舒服的部位而異，提供了3種緩解的伸展操，希望你積極嘗試看看。

能立即緩解臀部的疼痛、發麻、無力感的是**「臀部伸展操」**（請參照第44頁）。

進行這個伸展操時，隨著3顆網球傳來適當的刺激，**能解放「臀上皮神經」和「臀中皮神經」，以及坐骨神經這3條神經所受到的壓迫。**只要說明3顆網球接觸的位置，應該就能明瞭其中的原理。

請看下頁的圖示。

「臀部伸展操」起作用的3條神經

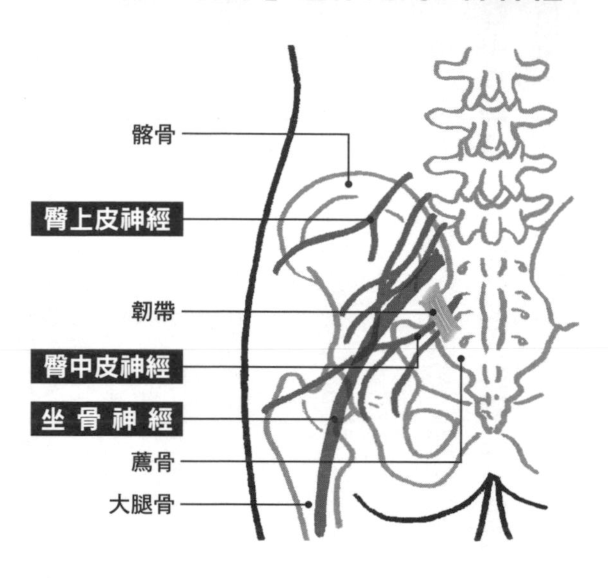

構成三角形頂點的網球所在的地方，相當於從髂骨上端邊緣往下延伸的臀上皮神經的位置。

臀上皮神經會因深層肌肉臀中肌和臀小肌過剩的收縮、緊繃或硬化，而被夾在肌肉與髂骨之間動彈不得。

所以，**利用網球給這些肌肉適度的刺激，就能解除對臀上皮神經的壓迫。**

還有，最靠近肛門的網球所在的地方，相當於從薦骨往髂骨延伸的臀中皮神經的位置。

這裡若是連接薦骨和髂骨的韌帶硬化，或是連接薦骨到大腿骨最上端（大轉子）的深層肌肉「梨狀肌」出現硬化等問題，同樣也會發生束縛的情況。

不過，只要藉著網球給予一點刺激，**就能舒緩硬化的韌帶和梨狀肌，解除對神經的壓迫。**

然後，最後剩下的一顆網球所在的地方，相當於坐骨神經的通道。

坐骨神經在這一帶也容易因梨狀肌的硬化而被束縛，所以網球的刺激一樣能發揮消除壓迫的作用。

附帶一提，讀了臀中皮神經和坐骨神經的內容後，可能有些讀者會感到疑惑，「網球的位置明明不一樣，為什麼梨狀肌會出現兩次」？

不過，其實並不是內容有誤。

如前文所言，梨狀肌是連接薦骨和大腿骨大轉子之間的肌肉。

因此，**最靠近肛門的網球就在臀中皮神經的位置，相當於「梨狀肌的起頭部**

位」；而靠近身體側面的網球位在坐骨神經的通道，相當於「梨狀肌的尾端部位」，就是這麼一回事。

而且，肌肉具有「附著於骨頭上的起頭部位和尾端部位特別容易僵化」的特性，這個伸展操**不僅能舒緩梨狀肌的頭尾部位，也等於是在臀中肌的前端部分放置網球，所以效果絕佳。**

實行臀部伸展操可讓神經的傳導變好、使肌肉放鬆，發揮改善血液循環的作用，**尤其對消除臀部到大腿的疼痛、發麻、無力，非常有效。**

同時舒緩數種深層肌肉，使症狀消失

當大腿或臀部感到難受不堪時，我推薦進行**「L型腿部伸展操」**（請參照第46頁）。

只要做這個伸展操，**就能舒緩僵硬的臀部和大腿，進而解除對神經的壓迫，改善神經的傳導，緩和發麻或無力等症狀。**

做法非常簡單，卻是效果奇佳。以前，我自己在大腿或臀部不舒服的時候，也經常實踐這個體操。

為什麼此種體操會如此神奇呢？

這個L型腿部伸展操的好處，除了可以舒緩僵硬的筋骨之外，**特別值得一提的是，效果還能深入手摸不到的數種深層肌肉。**

大腿或臀部會疼痛、發麻、無力的人，**通常出現症狀的那隻腳都具有容易外開的特徵。**

甚至有不少患者出現症狀的那隻腳一直呈現外旋的狀態。

其實，這種狀態正是臀部或大腿的肌肉太僵硬的證據。

尤其是那些**位於臀部深層、隨髖關節旋轉連動的肌肉群（深層外旋六肌群），或者是大腿內部的股直肌，倘若它們處於僵硬的狀態，就會導致患者的腳持續地被往外側拉。**

仔細觀察容易覺得不舒服的那隻腳，發現「好像總是往外轉」的人，不要只是把這個伸展操當作應急的對策，最好養成每天復健的習慣。

每晚睡覺前，也可以在被窩裡進行。

消除膝蓋以下發麻的要點

膝蓋以下的發麻或疼痛，首推**「腓骨頭矯正按摩」**（請參照第48頁）。

所謂「腓骨頭」，是指膝蓋到腳踝的外側有支細長的骨頭（腓骨），其最頂端突出的部分。

膝蓋以下的外側部分，是**坐骨神經分支出來的總腓神經通過的路徑（請參照第25頁的圖示）。然後，再繼續分支從膝蓋以下外側往腳背、腳尖延伸，大致掌管這個範圍的感知。**

此外，這一帶同樣也有通往整個膝蓋以下的動脈和靜脈。

簡單來說，腓骨頭就是**掌握膝蓋以下坐骨神經痛的關鍵地帶。**

因此，只要按一按、放鬆這個重點區域，就能改善對神經的壓迫和血液停滯的問題，大幅舒緩膝蓋以下發麻的症狀。

為膝蓋以下出現的症狀所苦的朋友，應該能親身體驗到這個按摩超乎想像的效果。有些人甚至發麻感當場就消失了。

而且，這種特效自我養護法也不用額外準備什麼道具，隨時隨地可以進行，非常推薦你記起來。

第4章

成功消除惱人的坐骨神經痛真實案例集

痛到叫救護車的腰痛、坐骨神經痛在實踐伸展操3～4天後完全消除

男性・30幾歲・上班族

「不想再經歷那樣的痛苦了。」

平常不太上醫院的這位男性，**右邊身體突然出現強烈的腰痛和坐骨神經痛，痛到受不了而叫了救護車，被送往綜合醫院急救。**

可是，在醫院只打了點滴，並沒有做其他處置。結果，醫生指示靜養數天，且開了一些止痛劑後，就出院返家了。

後來過了3天，症狀依然未見起色，於是他來到我的診療院就診。

這時的他連走路都有困難，請他勉強站起身讓我確認姿勢，發現他右邊的身體嚴重歪斜。而且，從前後的觀點觀察背脊，可知他的脊椎已失去原有的S曲線，幾

乎呈現直線的狀態。腰部和臀部周圍的肌肉也顯得很僵硬，**據說連咳嗽或打噴嚏都會連帶影響到腰部，故判斷「他應該有長期的腰痛史」。**

向這位男性確認後，得知他曾經歷過好幾次本書自我檢查結果屬「坐骨神經痛A型」的症狀（請參照第20頁）。再經過一些更專業的檢查後，才知他本來是左邊腰痛，為了避免疼痛，長期採取了歪斜的姿勢，結果導致右邊也出現了劇烈的腰痛和坐骨神經痛。

於是，我為他進行脊椎歪斜的矯正術，指導他正確的姿勢。

請他回家泡澡放鬆肌肉以後，積極地實踐**「薦骼關節伸展操」**（請參照第30頁）和**「海狗式體操」**（請參照第32頁），再適時搭配**「臀部伸展操」**（請參照第44頁）。

結果，**只花了3~4天，他右邊的腰痛和坐骨神經痛就消失了。**之後他仍繼續實行自我養護，後來左邊的腰痛也約在10天後消失無蹤。

整隻右腳發麻的情況在2週內消失，20年來的腰痛也大幅改善！

男性・60幾歲・上班族

這位男性20年來一直有腰痛的老毛病，去了幾家醫院的骨科看診後，被診斷為椎間盤突出和脊椎管狹窄症。

來到我的院所就診時，**他不僅右腰疼痛，整隻右腳也經常感覺發麻。**

首先，我告訴他，**被診斷為「椎間盤突出和脊椎管狹窄症」的原因是骨頭變形了，不過60幾歲年長者有9成可見骨頭變形的現象，無須特別擔心。**

之後，追查坐骨神經痛的發作原因是腰痛，再探究腰痛的根本原因，發現原來問題出在薦髂關節的機能不全。這位患者的情況是，右邊的薦髂關節幾乎動不了，因此走路時重心容易偏向右邊，導致身體右半邊出現各種病症。

所以，我馬上為他舒緩不靈活的右邊薦髂關節，請他在家進行**「薦髂關節伸展操」**（請參照第30頁）。

另外，每天辦公時，每2小時左右就起身做1次「扭腰伸展操」（請參照第38頁），並留心工作中的坐姿，要深深坐入椅子上。後來，**約莫2週後第3次回診時，他整隻右腳的發麻感已經消失，腰痛和無力感也大幅獲得改善。**

順帶一提，由於這位患者平時有健走的嗜好，所以**我建議他健走時注意右肩不要下降，尤其留意把右腰往後扭**，也就是請他實行第129頁的內容。

只要勤做伸展操，並且在日常生活加上一點功夫，就會出現加乘效果，他就是個好例子。

原本被醫生診斷為「只能開刀治療」的腰痛所造成的坐骨神經痛竟即刻痊癒，令人大吃一驚

女性・40幾歲・家庭主婦

這位女性遠從德國來我的醫院看診。**她的症狀是，右大腿外側～前側有坐骨神經痛的發麻感和麻痺感，不過幾乎不會腰痛。**

她在德國上了好幾家大醫院看診，做了核磁共振成像檢查，發現薦骨上面的骨頭有大裂縫，前端的部分位移，被診斷為「滑脫症」。**其中有的醫院建議她開刀，有的則要她再觀察一陣子。**

我請她把實際做核磁共振的影像拿給我看，對「滑脫」的程度也感到吃驚。可是，經過詳細的問診，得知她並無嚴重摔傷或跌倒的經驗。專業醫學上作為分析基準的「滑脫部位」和「發麻部位」也沒有關聯性。而且，詢問她過去的腰痛史，只

有20年前長時間坐著工作的時期曾有過腰痛的情形。

換句話說，**她是融合滑脫症造成的「坐骨神經痛B型」和椎間盤突出造成的「坐骨神經痛A型」要素的「綜合型」典型病例。**

就現狀而言，第3腰椎、第4腰椎和薦骼關節的異常造成發麻的可能性很高，所以我先為腰椎和薦骼關節進行調整。以本書的自我養護法來說，等同於以手技實行**「海狗式體操」**（請參照第32頁）、**「抱膝體操」**（請參照第34頁）、**「薦骼關節伸展操」**（請參照第30頁）。此外，為了舒緩發麻部位收縮和硬化的肌肉，還進行了「體外震波」（請參照第167頁）的治療。

然後，居然**在當天晚上她就打電話來說：「發麻感不見了！」原本被醫生診斷為「只能開刀治療」的腰痛所造成的坐骨神經痛，竟即刻不藥而癒了。**

她現在也會從德國寄電子郵件給我，聽說完全不曾再復發。

令人煩惱「無法坐著工作」的大腿發麻感消失無蹤了！

女性・50幾歲・醫師

這位女性患者被診斷出左腰有椎間盤突出，也曾被判斷罹患脊椎管狹窄症，因左大腿的後側和前側會麻的情況惡化而來向我求診。

聽說身為內科醫生的她總是長時間坐著看診，最近常常會麻的**大腿內側變得更刺痛，難以久坐**，也使她無法長時間開車。

從這些症狀和更深入的問診判斷，**她雖然同時被診斷出有椎間盤突出和脊椎管狹窄症，但嚴重發麻的原因應該主要是椎間盤突出的問題。**如第20頁的自我檢查表所示，**「久坐難受」、「經常發麻」是椎間盤突出所造成的「坐骨神經痛A型」的典型症狀。**

另外，**她左邊髖關節有變形性關節症的問題**，左邊髖關節的可動範圍變窄，整個下肢從髖關節往外旋轉，研判因此造成重心偏向左斜前方，使左邊的椎間盤突出惡化。而且，髖關節的可動區域變窄的話，很有可能導致大腿前側一帶的肌肉收縮、僵硬。

於是，首先我為她擴展左邊髖關節的可動區域，**舒緩無意間使力來「穩定髖關節」的大腿、臀部肌肉。**

還請她在家實踐**3種「基礎伸展操」**（請參照第30～35頁），以及**「臀部伸展操」**（請參照第44頁），重點式地放鬆臀部的肌肉「臀中肌」，並實踐**「大腿伸展操」**（請參照第42頁）。

同時，還教導她在為病患看診時，如何反向扭轉身體，以矯正過去不均衡的重心。

結果，約1星期後，她坐骨神經痛的所有症狀幾乎都痊癒了。

過去動彈不得的腳踝靈活地動了！
完美克服重度的坐骨神經痛

女性・60幾歲・前體育老師

一位來向我求診的女性表示：「以前經常為腰痛和坐骨神經痛煩惱，現在已經不會痛了。不過，左腳膝蓋以下的部分變得不靈活。拖鞋常常脫落，下樓梯也覺得怕怕的……，希望可以治好。」

她的情形是，**坐骨神經掌管的感覺、知覺方面的障礙已經消除，卻留下了「更重症」的運動障礙，算是相當罕見的病例。**

她曾去過大學的附屬醫院就診，**測試了神經反應的速度，發現反應速度過慢，被斷定為「異常」**。但是經過各種檢查後，醫生只交代她「要做肌肉訓練」而已，所以這次才會找上我的醫院。

實際查看她的腳踝，的確是本人幾乎動不了的狀態。本院也為她做了各項檢查，我首先著眼於她過去的腰痛，**從改善腰部的血液循環和神經傳導開始著手。**

具體而言，就是施以名為「關節囊內矯正術」的手技，先行調整薦骼關節。這個以關節囊內矯正理論為本的療法，不僅能改善「特定關節」的活動，同時還具有讓周圍的血液循環和神經傳導變好的效果。**本書介紹的自我養護法當中，利用網球進行的伸展操，就是把這個關節囊內矯正術改良成任何人都能輕鬆實行的體操。**然後，為慎重起見，我再為她調整了左膝的關節，並使用體外震波（請參照第167頁）輔助治療。

這時，她左腳膝下的部分突然當場就能動了。

我請她之後繼續實踐**3種「基礎伸展操」**（請參照第30～35頁）、**「腓骨頭矯正按摩」**（請參照第48頁）、**「大腿伸展操」**（請參照第42頁），2個月後，她左腳的腳踝就恢復到活動自如的程度了。

大腿的發麻和不適感復發，靠自我養護和日常生活中下的功夫消除！

女性・60幾歲・家庭主婦

這位女性因椎間盤突出，有嚴重的腰痛和坐骨神經痛，以前來過本院就醫。那時，復健和自我養護有發揮功效，成功解除了疼痛。可是，睽違許久後再接到她的電話，她泣訴道：「不好意思，我好像做了多餘的事……」

聽她說明來龍去脈，**原來她不再為椎間盤突出的疼痛所苦後，能幫忙照顧孫子、全力做家事，也開始有了做熱瑜伽的嗜好。**由於體質虛冷對坐骨神經痛和腰痛都是大敵，所以熱瑜伽本身並無壞處，只是問題出在實行的姿勢。

當她坐在地上張開腿，上半身盡可能往前彎貼近地面時，腰痛和坐骨神經痛就猛然地復發了。她的情況相當於本書自我檢查表中的「坐骨神經痛A型」，在第5

頁的「坐骨神經痛的進程與惡化的程度」中達到等級5。雖然隨即在當地接受手術治療，治好了腰痛，卻留下大腿會麻、不舒服的後遺症，因此感到後悔不已，才會打電話來訴苦。

因應椎間盤突出造成的神經壓迫，我特別推薦她**「海狗式體操」**（請參照第32頁），在做得到的範圍內實踐**「薦髂關節伸展操」**（請參照第30頁）和**「桌邊仰腰體操」**（請參照第36頁）、**「L型腿部伸展操」**（請參照第46頁）。另指示應避免除草之類的家事，因為採取髖關節深蹲的姿勢，會增加髂腰肌和大腿股四頭肌等肌肉的負擔，可能使坐骨神經痛惡化。

約莫10天後，我再度接到她的來電。聽說只是藉由這樣的自我養護，並在日常生活中下一點功夫，原本難纏的腳麻已經消除了。

我只是在電話上指導她而已，可以說真的算是靠自己成功治癒的案例。

腳底如針刺般的發麻、間歇性跛腳、冰冷、小腿抽筋，都在3個月內全治好了！

男性・70幾歲・前公務員

這位男性有**脊椎管狹窄症的代表性症狀，即間歇性跛腳，只能步行100公尺左右。**開始走路不久後，左右兩腳的腳底會出現「如針刺般的發麻感」。**其他醫院建議他開刀治療，但本人堅決表示「不想開刀」，才會來向我求診。**

我詢問他過去的腰痛史，**他說從以前就常常閃到腰，小腿也頻繁抽筋。**加上他目前的狀態也納入考量的話，以本書的自我檢查表來說，具有「坐骨神經痛A型」的潛在要素，但「坐骨神經痛B型」的傾向稍微比較強，屬於綜合型。

因為坐骨神經痛B型的傾向較強，**下半身經常覺得冷，外出時對寒氣也極為敏感。**所以，我請他每天泡約39度的熱水澡10分鐘以上來暖身，並勤做**3種「基礎伸**

展操」（請參照第30～35頁）和**「桌邊彎腰體操」**（請參照第40頁）。

此外，**「抱膝體操」**（請參照第34頁）也能擴展脊椎管的狹窄空間，同時建議他在日常生活中養成抱著胳膊的習慣（請參照第125頁），外出時一樣能有效復健。

結果，**3個月後，他腳底的發麻感消失了，下肢不再冰冷和抽筋，間歇性跛腳的症狀也幾乎不見了，就算不休息也可以持續走上50分鐘。**

附帶一提，若是椎間盤突出造成「坐骨神經痛A型」的傾向較強的情形，經過適切的保養，通常能在短期內痊癒；但是如果像這位患者是「坐骨神經痛B型」的傾向較強，多數案例顯示需要更多的時間。不過，這個實例證明了，只要持續進行正確的養護，疼痛和發麻的症狀一定能好轉。

第5章

靠自己治癒坐骨神經痛須知的生活智慧

稍微改變生活習慣，為除病助一臂之力

坐骨神經痛一旦發病，**有些人會因為疼痛和發麻症狀而開始偏好靜養的生活，對任何事都採取消極的態度。**其中，甚至有人幾乎連身子都不想動一下。

不過，從我接觸過的許多病例來看，**就算持續這種「與坐骨神經痛的相處之道」，病痛依舊不會消失。**

如果真的想要消除疼痛和發麻的話，就要正確活動出問題的關節和肌肉，並盡量積極實踐其他能自我養護坐骨神經痛的有效對策，才是最理想的。

這一點從我看過眾多病患的情況可以確信，從我治好自身坐骨神經痛的經驗，也想向各位大聲疾呼。

關於上述的「正確活動關節和肌肉」，已經介紹了許多方法。具體的內容就是第1章的各種伸展操，各個動作能帶來什麼有益的作用，也在第3章詳加說明過了。

因此，以下將依序舉出到底什麼是「其他能自我養護坐骨神經痛的有效對策」。

這部分有幾個具體的內容，但都有一個共通點。

那就是改變造成坐骨神經痛成因（如腰痛、肌肉機能低落、血液循環不佳等）的「不良生活習慣」；相反的，加入能幫助改善這些問題的「良好生活習慣」。

只要稍微改變以前無意間一直採取的姿勢、動作、行為模式，就能防止疼痛和發麻感惡化，進而改善病症，更重要的是，能確實提升第1章各種伸展操的效果。

改變與坐骨神經痛的相處之道，能夠助你一臂之力，來消除疼痛、發麻、無力感和不適感。

另外，後述的各項自我保養法都能輕鬆融入生活，也並非每項都得實踐不可。如果有自己符合的不良生活習慣就改掉，好像有能實踐的良好生活習慣就採納看看。

首先有這樣的心理準備就夠了，慢慢改變日常生活中與坐骨神經痛的相處之道吧！

脊椎管狹窄症造成的發麻，藉「抱著胳膊」來緩解

大多數引起坐骨神經痛的腰痛，原本都是日常生活中的不良姿勢和動作經日積月累後所引發的結果。

首先從所有姿勢和動作的基礎，也就是「站立法」的訣竅來談起。

對於椎間盤突出造成的坐骨神經痛，即第20頁的自我檢查結果為**「坐骨神經痛A型」**項目較多的人，**最佳的站立法是7成體重在後的「後方重心站姿」**。

然後，以稍微仰腰的感覺，伸展背部的肌肉。

如此一來，**「身體最後側」的脊椎就能平衡地支撐體重，不知不覺間防止身子往前傾。**

過去老是習慣把身子往前傾的人，要一直保持重心在後方的姿勢也許會覺得有點辛苦。

不過，只要掌握到訣竅並且習慣的話，應該就會感到「變輕鬆了」。

而且，**若能養成這種站姿，就可以慢慢讓脊椎恢復原有的S曲線。**

因為這個緣故，有不少患者曾表示「只是平常留意保持重心在後的姿勢，腰痛和坐骨神經痛就緩和不少」。

另一方面，對於主要由脊椎管狹窄症造成的坐骨神經痛，即自我檢查結果為**「坐骨神經痛B型」**的項目較多的人，建議視情況調整站姿。

換句話說，**症狀強烈時，前後重心的平衡約「5比5」；症狀不明顯時，則稍仰腰到「有一點痛」的站姿。**

可能有些人會覺得「好麻煩喔」，但是B型的人為了不要讓腰痛和坐骨神經痛變得複雜化，這樣的隨機應變是很重要的重點。

現代的生活模式令許多人長時間使用智慧型手機、電腦等，不知不覺就採取前傾姿勢的機會劇增。

此外，**在醫院或骨科診所被診斷為脊椎管狹窄症、腰椎滑脫症、腰椎解離症的人，應該會感覺到「彎腰比較輕鬆」，或是醫生曾交代「身體不要往後仰」，而容易採取往前傾的姿勢。**

可是，就算B型的傾向較強烈，如同我在第63頁所言，這樣可能會誘發潛在的A型因素、症狀出現。

不過，對於這種B型的人，在坐骨神經痛的症狀發作時，有一種瞬間施作就能抑制疼痛和發麻的祕訣。

那就是「抱著胳膊」。

不要想得太難，只要站起身來抱著胳臂，在我們身體約肩胛骨的高度，就會形成「水平軸」。

然後，手不要太出力，讓手臂的重量加上重力，背部就會以水平軸為頂點，形成一個和緩的圓形。

如此便能**擴展腰椎後方變窄的空間，緩和神經受壓迫的程度，減輕坐骨神經痛的症狀。**

這種抑制痛麻的原理，雖然在「抱膝體操」（請參照第34頁）和「桌邊彎腰體操」（請參照第40頁）中也能發揮出來，但從「隨時隨地」、「不需任何道具」都能輕鬆實踐，且不用顧慮他人眼光這一點來看，「抱著胳膊」是最方便的。

對於坐骨神經痛B型的人來說，把這招記起來有好無壞。

邊走邊把會痛或會麻那一邊的手臂往後甩很有效

站起身來行動，即「走路」這個行為，自然在我們日常生活中佔了不少的時間，所以最好能意識到幾個重點。

最重要就是走路時的姿勢。

自我檢查結果（請參照第20頁）為**「坐骨神經痛A型」**項目較多的人，和前文介紹的站姿一樣，**走路時請留意把7成體重置於後方。**

不過，就算留意到這一點，由於走路是往前進的動作，大多數人很容易「走著走著就把重心放在前方了」，所以請盡量多注意。

自我檢查結果為**「坐骨神經痛B型」**項目較多的人，**請以「挺腰到快出現疼痛的姿勢」走路。**

這種傾向較強的人，如同前文關於站姿的敘述，為避免疼痛發麻，身體容易往前傾。而走路時前進的動作更會助長前傾的姿勢。

但是，和站姿的情形一樣，為了不讓腰痛和坐骨神經痛變得複雜化，希望你能挺腰走路。

總之，不管是哪種類型，**以前沒有走路習慣的人，首先請留意姿勢，以持續走10分鐘為目標。**

有間歇性跛腳的人，若因疼痛或會麻而無法長時間走路，可以走幾分鐘後休息一下，加起來總共10分鐘就行了。

至於走路的速度和距離，不用特別在意。

因為加速往前走的動作容易又引起前傾姿勢，何況又不是為了消耗熱量瘦身而走，不需要走上一定的距離。

除了姿勢之外，說到對消除、改善坐骨神經痛有益的祕方，建議記得要常常活動手腳。

以良好的姿勢擺動手臂，尤其是會痛或會麻那一邊的手多往後面甩，可以為腰椎帶來與**「扭腰伸展操」**（請參照第38頁）相似的效果。

另外，**當後方的腳要跨出去時，把膝蓋打直，就能讓有「人體第二個心臟」之稱的小腿好好發揮幫浦的作用，不只是為坐骨神經痛所苦的下半身，全身上下的血液循環都會變好。**

坐在椅子上時要注意「容易被忽略的陷阱」！

一般認為「坐在椅子上比站著輕鬆」，但對坐骨神經痛的患者來說，有個容易被忽略的陷阱，要當心！

理想的狀態是，在椅子上深入坐好，以免骨盆前傾，腰部靠在椅背最下方，上半身的角度保持和站立時一樣的理想姿勢（請參照第123頁）。

下肢的部分，膝蓋必須以直角彎曲，這麼一來就能防止骨盆前傾並增強穩定度，非常推薦。

另外，盡可能不要倚靠椅背，或是靠著手肘支撐身體，最好讓身體以自己的力量支撐起來。

有坐骨神經痛的朋友，請務必注意椅子座面的「高度」和「硬度」。

椅子的座面太低的話，很容易讓人不自覺出現前傾的姿勢，不僅對腰部產生負擔，雙腳彎曲的角度也會不舒服，可能誘發坐骨神經痛。

所以，如同前文所述，**盡可能只坐能讓膝蓋呈直角狀態的椅子。**

還有一點要注意的是座面的硬度。

座面的材質要是太硬，臀部或大腿等「接觸部位」會受到刺激，很有可能引發疼痛或發麻加劇。

還有，坐下時觸感冰涼的座面材質，也可說會帶來同樣的情形。

因此，**建議選擇座面柔軟、材質不冰涼的椅子來坐。**

外出的時候，如果不得不坐不理想的椅子，可以多活用坐墊、小毯子、圍巾、披肩等物件來因應。

手邊若有織品的話，建議大家可以從大腿蓋到膝蓋再捲起來，也不失為一個好辦法。

這一點對「坐骨神經痛的大敵」，也就是待在低溫的環境裡來說，更顯重要。

但不論是在什麼樣的狀態下，長時間坐在椅子上並不好。**最好每坐30分鐘~1小時左右，就要站起來一下，讓腰部和全身的關節能夠休息片刻。**

坐著的時候，做做**「扭腰伸展操」**（請參照第38頁）和**「腓骨頭矯正按摩」**（請參照第48頁），對於預防疼痛、發麻也很有效。

有坐骨神經痛的朋友，請避免直接坐在地板或榻榻米上，比較保險。

但是，可能還是會有不得不坐的場合。

這種時候的坐法，仍以跪坐為第一順位。

椎間盤突出的患者或自我檢查結果（請參照第20頁）為「坐骨神經痛A型」項目較多的人，跪坐時上半身維持和站立時一樣的角度，應該會感覺比較輕鬆。

不過，很多人跪坐時容易腳麻是事實。

尤其是脊椎管狹窄症的人、自我檢查結果（請參照第20頁）為**「坐骨神經痛B型」**項目較多的人當中，應該佔了相當程度的比例。

這種時候，請試試**「鴨子式坐法」**。

所謂「鴨子式坐法」，**就是跪坐的狀態下，兩腳的小腿往外開，臀部直接碰觸到地板的坐法。**

下半身維持這樣的姿勢，上半身則像站立時一樣挺直，這樣自己的體重就不會對下肢帶來負荷，避免神經和血管受到壓迫。

如此一來，就能預防發生腳麻的情況。

盤腿坐或側坐（兩腳往左或往右伸展的坐法）對於任何人來說，都是不良的坐法。

盤腿坐會讓骨盆呈現歪斜，腰部和背部大為彎曲，椎間盤也承受很大的壓力。側坐也會對骨盆施加歪斜的壓力，呈現極不自然的姿勢和體態。結果會助長臀部和腿腳疼痛、發麻的情形。

睡眠時也能進行的自我養護法

椎間盤突出和脊椎管狹窄症的人，不管自我檢查結果（請參照第20頁）屬於哪種類型，**夜晚睡覺時，最理想的姿勢（睡姿）是能伸直背脊和膝蓋的仰躺。**

然而，**重度椎間盤突出的患者，或「坐骨神經痛A型」傾向較強的人，有可能無法做出這樣的姿勢。**原因是薦髂關節變得僵硬，或是因為椎間盤承受的壓力太大。

疼痛太過劇烈而無法仰躺的時候，可以側躺，彎曲膝蓋而睡。

不過，對全身的關節（包括腰部）都好的姿勢，基本上還是能伸展全身的仰躺。這一點就肌肉、韌帶（連接骨頭與骨頭以穩定的組織）等組織，還有預防、改善、消除坐骨神經痛的觀點來看，都適用。

所以，只要狀況允許，至少在睡眠期間，盡量伸直背脊，維持仰躺的姿勢。

另外，**關於會影響睡眠姿勢的寢具，請使用較硬的床墊，可以不用枕頭，或選用較低的枕頭。**

打造這樣的睡眠環境，伸直背脊和膝蓋，仰躺而睡，也有助於使脊椎恢復原有的S曲線。

實際睡著後出現的**「翻身」動作，具有提高脊椎（包含腰椎）的柔軟度、韌性的作用，能幫助預防、改善、消除腰痛或坐骨神經痛。**

這是「本人能無意間實踐的優秀自我養護法」，所以家人不要說什麼「睡相很差」之類的話，請以溫暖的關心守護患者。

泡澡和暖暖包是「強力的武器」

如同第131頁所述，低溫的環境是「坐骨神經痛的大敵」，盡可能避免受寒是上上之策。

因為身體越是受寒，腰部的關節和肌肉等組織越是僵硬，血液循環和神經的傳導也會變差，導致症狀惡化。

作為預防受寒、保持身子溫暖的積極手段，不妨多利用「泡澡」和「暖暖包」。

為了從根本治療不適，希望各位好好實踐第1章的伸展操，但還是推薦幾個能當成「應急處置」的方法。

我自己在為坐骨神經痛所苦的時候，也常常活用。

利用泡澡減輕坐骨神經痛的重點是，浴缸裡注入約39度稍溫的熱水，然後進去泡到脖子來暖和全身。

只要各位讀者養成常常泡澡暖身的習慣，應該就能大大減輕疼痛和發麻的程度才是。

但是，泡全身浴容易泡得頭昏腦脹，所以每次洗澡泡在浴缸裡的時間，基本上大概10分鐘就好。

不過，症狀嚴重的時候，泡到20分鐘左右也無所謂。光是這樣，應該就能輕鬆不少。

如果時間充裕，每天早晚都各泡澡1次也沒有關係。

只是這樣的話，請更要注意別泡到頭暈。

其實，我並不推薦一般人認為對健康有益的半身浴。

因為沒泡到熱水的脖子容易受寒，寒氣會傳到背部的肌肉（豎脊肌等），甚至影響到腰部。

既然現在已經知道坐骨神經痛的症狀主要源自腰痛的問題，應該可以理解這麼做會使舒緩疼痛、發麻的功效減半。

所以，請遵照前文的指示，泡全身浴吧。

當然了，出浴後還要注意受寒的問題。

如果洗澡時一併洗了頭髮，尤其長頭髮的人，要盡快用吹風機把頭髮吹乾。不然，會使好不容易暖起來的脖子隨即受寒，寒氣很可能會從背部的肌肉又傳到了腰部。

只要記住這些泡澡的重點，沐浴時光就會成為防範疼痛、發麻的有效手段。

善加利用暖暖包時的重點在於，貼在什麼位置。

雖然也視症狀的強弱而異，但這裡重視抑制、減輕、改善疼痛發麻的效果更甚於節省，建議同時使用數個暖暖包。

只要把數個暖暖包各貼在適切的位置（請參照第141頁的插圖），暖暖包就能成為對抗坐骨神經痛的「強力武器」。

優先貼暖暖包的位置有三：①「髖關節的後側」、②「薦髂關節的稍微外側」、③「腓骨頭的稍微後側」。

這些位置都在坐骨神經通過的路徑上，是能夠消除、改善疼痛和發麻的重點位置。讀到這裡，或許你已經明白用意了。

關於這些位置，看插圖應該就能一目了然，但慎重起見，還是補充一些說明。

嚴謹來說，①的位置在構成髖關節的大腿骨上端外側的部分（大轉子）。不過，不用想得太複雜，只要記得是「臀部和大腿的交界處」就夠了。

②的位置只要參考第1章的**「薦髂關節伸展操」**（請參照第30頁），應該就能馬上理解。

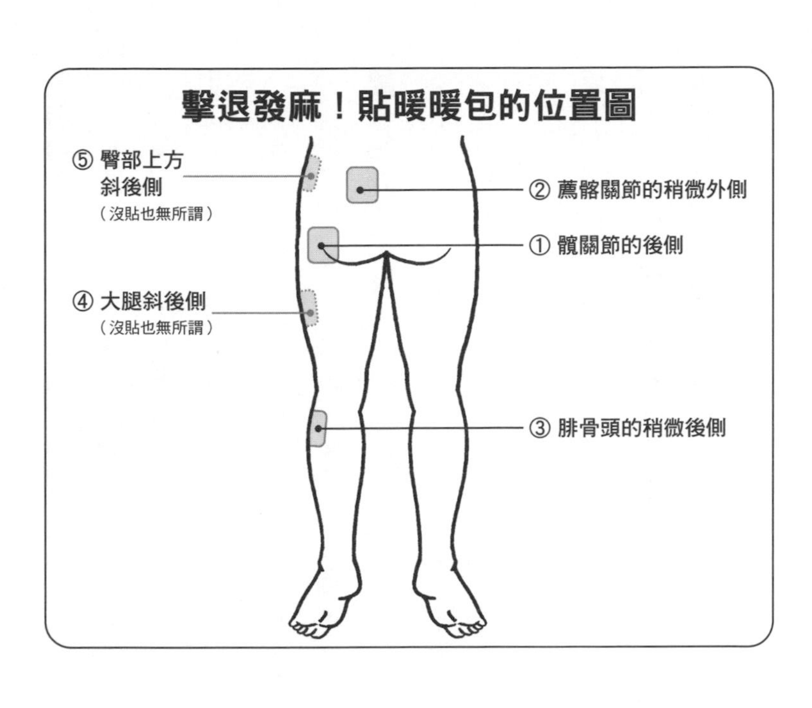

③的位置也請大家參考第1章的**「腓骨頭矯正按摩」**（請參照第48頁），應該就能夠找到。

②和③使用了「稍微外側」和「稍微後側」的說法，若是使用標準尺寸的暖暖包，就不用特別在意，但如果用的是迷你型的暖暖包，則要留意一下位置。

另外，倘若在上述3個位置之外，還想再貼暖暖包的話，**可以貼在④「大腿斜後側」及⑤「臀部上**

方斜後側」。

雖然這兩處不在坐骨神經通過的路徑上，但在出現疼痛或發麻症狀的肌肉上。換句話說，也就是藉由溫暖肌肉，來舒緩肌肉容易緊繃、收縮、硬化的情形，以減輕神經受到壓迫的狀況。

順帶一提，雖然也可以用熱敷貼布來代替暖暖包，可是這種產品開始使用約15分鐘後，熱度幾乎就會完全冷卻，**無法達到肌肉深層的關節、血管、神經，所以效果恐怕無法期待。**

最後，也許多此一舉，不過還是提醒各位，使用暖暖包時請注意不要低溫燙傷了。

不只寒冷低溫的冬天，現代人一整年都待在冷氣、空調的環境裡吹風。有坐骨神經痛的朋友還請時時多加留意。

尤其是女性，出現症狀時也要改變一下服裝打扮。

疼痛或發麻嚴重時，穿長褲比穿裙子是更明智的選擇。
不妨多利用近年來流行的、具有保暖效果的內搭類衣物。

常騎腳踏車的人要注意「坐墊」

為坐骨神經痛所苦的朋友當中，似乎有不少人常利用腳踏車作為運動、移動的工具。

騎腳踏車主要有2個優點：

①由於自然會變成彎腰的姿勢，本書第20頁的自我檢查結果為坐骨神經痛B型項目較多的人，或脊椎管狹窄症的人，可減緩疼痛。

②腳踩踏板能讓腿部肌肉發揮「幫浦作用」，可望改善血液循環。

所以各位不妨適度利用。

然而，騎腳踏車也有3個應注意的要點：

第1點是坐墊的面積和硬度。

坐墊的面積太小的話，坐上去的時候，上半身的體重會集中在薦骨上。可能造成薦髂關節卡住，導致坐骨神經痛惡化。

還有，如同第131頁的「椅子的座面」的注意要點，**腳踏車坐墊的材質太硬的話，腳踩踏板時，臀部和大腿內側等「接觸部位」會受到刺激，恐怕會引起疼痛或發麻加劇。**而坐下時，觸感冰涼的座面材質也有同樣的問題。

基於這些原因，騎乘腳踏車時，請選用面積較大、材質柔軟且觸感不冰涼的坐墊。

第2個注意要點是，特別在騎運動型自行車時，騎乘的姿勢會採取前傾姿勢，自我檢查結果（請參照第20頁）為坐骨神經痛A型項目較多的人，或患有椎間盤突

出的人，還是有引發坐骨神經痛的可能性。

最後第3點是，不管再怎麼方便，移動時不要都騎腳踏車，要多重視走路。

如果問，為了消除腰痛和坐骨神經痛的困擾，騎腳踏車和走路，哪一種能帶來綜合性的助益，答案無疑是走路。

當然，比起什麼都不做，騎腳踏車運動一下還是比較好。但就算只有幾分鐘也沒關係，還是希望各位多用自己的腳走路，學習調整全身的重心，養成注意姿勢的習慣。

認識不適合坐骨神經痛的運動

說到有關運動、體育的話題，社會上存在著「游泳和水中漫步對增進健康很有益」的認知，但坐骨神經痛的人還是盡量避免比較好。

游泳和水中漫步確實對關節的負擔較小，能有效率地增加肌力，問題是，人在水裡等於面臨「坐骨神經痛的最大敵人」的襲擊，也就是「寒冷」。

就算是溫水游泳池，水溫約在30度上下，仍是比體溫低得多，身體終究會受寒。若不希望疼痛或發麻的症狀惡化，還是避免從事這些運動比較保險。

還有，「蹦蹦跳跳的運動」也總之是NG。

因為像排球或籃球這類上下動作激烈的運動，會增加腰部關節和椎間盤的壓力。

同理，慢跑和馬拉松在奔跑的時候，也一樣會不斷承受體重和來自地面的大力衝擊，所以有腰痛和坐骨神經痛症狀的期間，最好還是避免。

除此之外，「單側身體要轉到同一個方向好幾次的運動」，如高爾夫球、棒球、網球等，也不太好。

身體過度重複偏頗的動作，會使腰椎和骨盆之間容易出現扭曲的情況，造成神經通過腰部的脊椎管空間變窄。

因此，可以的話盡量避免，但若遇到需要交際應酬而「不得不做」的情形時，上場前後可以沐浴來暖和腰部和雙腳，不打球時保持正確的姿勢，盡可能採取一些防護措施。

如同上述，並不是所有的運動都有益健康，事先了解哪些運動不適合坐骨神經痛的患者，也具有很重要的意義。

第6章

常見問題大公開！幫助消除疼痛、發麻的Q&A

Q 聽說坐骨神經痛的症狀多出現在大腿內側或外側，我的情形是在大腿的前側。有沒有什麼好對策？

A 適合多做「髂腰肌伸展操」。

如第67頁所言，來我的醫院求診的病患當中，有不少人表示大腿前側（腹部那一面）會痛，拜託我「治治這裡的坐骨神經痛」。

不過，**正確來說，出現在大腿前側的疼痛幾乎都不是坐骨神經痛。**

就我的經驗來看，在大腿前側的範圍裡，鼠蹊部（大腿的根部）一帶出現疼痛的病例占了絕大多數。

然而，這種疼痛其實並非坐骨神經痛，大多是因為大腿前側肌肉上端的肌腱發炎所致。

那麼，為什麼會發炎引起疼痛呢？**原因是股四頭肌的緊繃、收縮、硬化的狀態超出一定的程度了。**

另外，有些患者與其說大腿前側的根部會痛，不如說是「大腿前側整個發麻」，這種情形可能是因為「大腿神經」太僵硬，或是周圍的髂腰肌硬化壓迫到神經，導致發麻。

順帶一提，這條大腿神經從腰椎穿出來後，就是通過大腿前側的根部一帶，再分支往下肢延伸。

換句話說，**不管大腿前側疼痛或發麻的原因為何，已經能看出有效的解決方法了吧？**

若想從根本消除疼痛、發麻的原因，必須舒展大腿根部到大腿前側的範圍，只要活化這個範圍內的肌肉和神經就行了。

針對這一點，有個任何人都能輕鬆實踐的自我養護法**「髂腰肌伸展操」**（請參照第155頁）正好適合。

做這個伸展操能放鬆腰椎和大腿骨之間的髂腰肌，使其恢復原有的柔軟度，提升低落的機能。

此外，若是髂腰肌恢復了原有的機能，連帶能讓連接這條肌肉最頂端的腰椎也變靈活。

而且，這個伸展操可適度刺激薦髂關節，因此可能也有助於提升本書一再強調其重要性的薦髂關節機能。

因為此種伸展操具有這些「多重功效」，可以說不僅能舒緩大腿前側的不適，也能幫助消除、改善腰痛。

實踐髂腰肌伸展操時，假如感覺無法順利進行，請同樣參考照第155頁的插圖，上半身從跪坐的狀態往後倒即可。這樣就能舒展到髂腰肌了。

話雖如此，膝蓋或腳踝有問題的人恐怕無法跪坐，而且這種方法也沒有附帶提升薦髂關節的效果，所以可能的話，還是盡量試試髂腰肌伸展操。

對大腿前側的疼痛、發麻有效的自我養護法

髂腰肌伸展操

次數以一天進行1～3次為準。做這個動作時，想像在大大伸展有問題那一邊的大腿根部，效果尤佳。

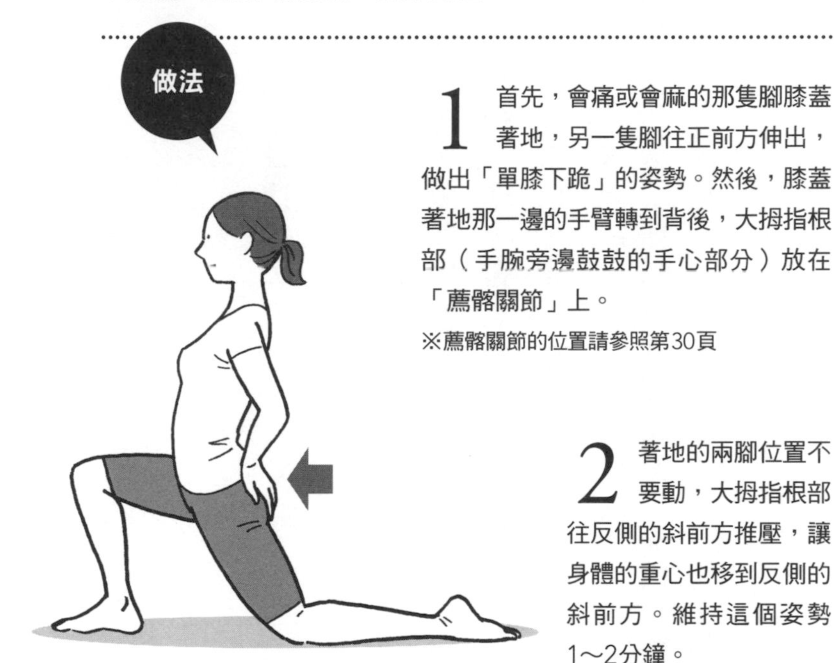

1 首先，會痛或會麻的那隻腳膝蓋著地，另一隻腳往正前方伸出，做出「單膝下跪」的姿勢。然後，膝蓋著地那一邊的手臂轉到背後，大拇指根部（手腕旁邊鼓鼓的手心部分）放在「薦髂關節」上。

※薦髂關節的位置請參照第30頁

2 著地的兩腳位置不要動，大拇指根部往反側的斜前方推壓，讓身體的重心也移到反側的斜前方。維持這個姿勢1～2分鐘。

還有這種方法！

假如無法順利進行髂腰肌伸展操，可以改採另一種方式，上半身從跪坐的狀態往後倒，維持伸展大腿根部的姿勢1～2分鐘。

次數以一天進行1～3次為準。

Q 有沒有什麼「萬能型」的伸展操能完全舒緩臀部、大腿、膝蓋以下的疼痛和發麻？

A **請試試看「甩腳伸展操」。**

考慮各部位的不適有其獨特的原因，在第1章介紹了最適合的伸展操，不過，**說到有沒有能夠關照大範圍的「萬能型」伸展操，可以試試看「甩腳伸展操」。**

甩腳伸展操的做法非常簡單（請參照第159頁）。有坐骨神經痛症狀的反側放一張椅子，手放在椅背上站好，會痛或會麻的那隻腳前後大幅度地擺盪即可。

如此簡單的伸展操，卻能發揮抑制臀部、大腿、膝蓋以下出現發麻症狀的功效。而且，因為是站著進行，所以優點是不管在家或是外出，有症狀時都能隨時因應。

實行時，請掌握以下2個重點：

❶前後甩的那隻腳放鬆力氣，利用腳的重量和重力大幅擺盪。

❷甩腳時，上半身盡可能挺直，膝蓋不要彎曲。

意識著這些重點進行，只要讓腳像鐘擺一樣大幅度擺盪，就能同時舒展大腿根部的前側與後側。

把腳往前面甩時，適度伸展了整個臀部，能夠獲得類似**「臀部伸展操」**（請參照第44頁）的效果。

換句話說，可消除臀大肌、臀中肌、梨狀肌等肌肉的硬化，幫助臀上皮神經、臀中皮神經、坐骨神經解除束縛。

另外，腳往後面甩時，也能適度伸展鼠蹊部到肚臍的範圍，得到類似**「髂腰肌伸展操」**（請參照第155頁）的效果。

意即能恢復髂腰肌、股四頭肌根部的柔軟性，為腰部通往下肢的大腿神經解除束縛。

像這樣為掌管下半身神經的「關鍵地帶」去除壓迫，自然能改善神經的傳導功能。同時，從臀部和鼠蹊部通往腳尖的血液循環也會變好，發揮消除、改善坐骨神經痛的作用。

還有，**前後大幅擺盪腳時，腰部也會重複「稍微後仰和前傾」的動作，所以這種伸展操可說也有助於矯正腰椎不太平衡的狀態。**

衡量腰椎的狀態，自我檢查（請參照第20頁）結果為**「坐骨神經痛A型」**項目較多的人，甩腳時可以多留意「大力往後甩」。相對的，**「坐骨神經痛B型」**項目較多的人，不妨多留意「大力往前甩」。

因為這樣能促進包含腰椎的整個脊椎，重新建構原有的S曲線。

對大範圍有效的「萬能型」自我養護法

甩腳伸展操

次數以一天進行1～3次為準。坐骨神經痛的疼痛、發麻特別嚴重時，也可隨時進行。甩腳時，不要太用力，利用腳的重量和離心力大幅擺盪，效果尤佳。

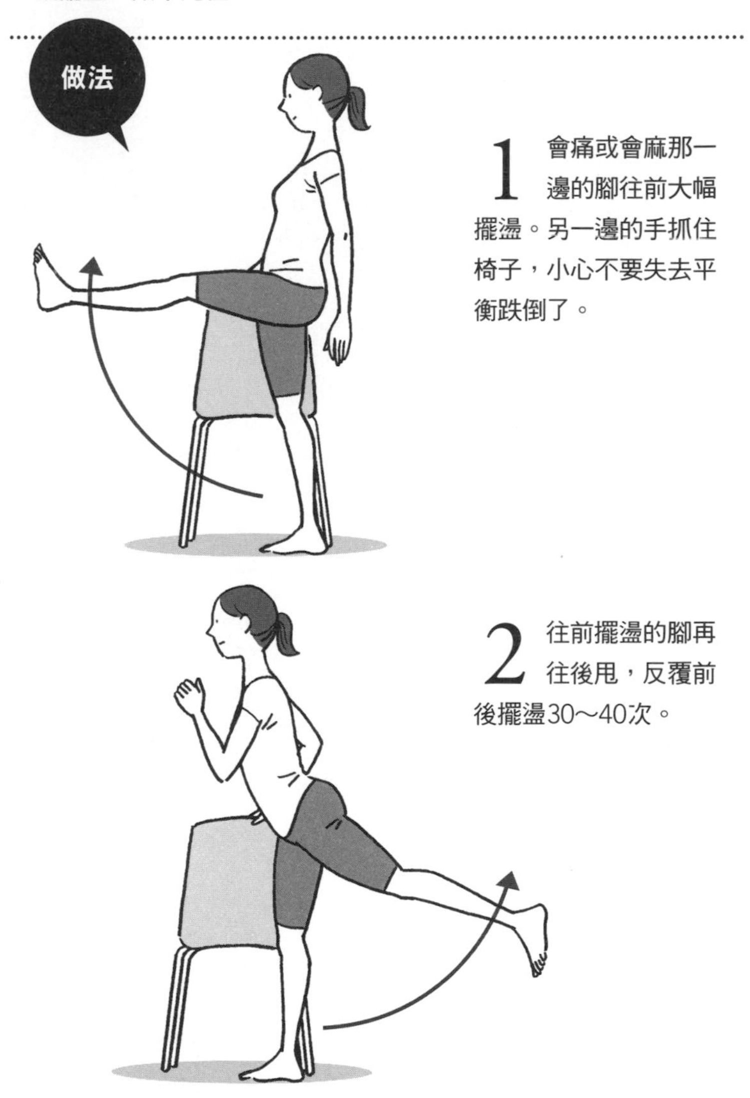

做法

1 會痛或會麻那一邊的腳往前大幅擺盪。另一邊的手抓住椅子，小心不要失去平衡跌倒了。

2 往前擺盪的腳再往後甩，反覆前後擺盪30～40次。

Q 坐骨神經痛痊癒後，還是繼續做伸展操比較好嗎？

A 實踐頻率減少一點沒關係，盡可能繼續做吧。

疼痛或發麻的症狀痊癒，表示以前有問題的關節、肌肉狀況獲得改善，機能變得比以前好。這當然是件好事。

可是，此時如果大意，重蹈覆轍了坐骨神經痛的根本原因，也就是「不良的生活習慣」，能預見不適的症狀又會再度出現。

所以，**即使坐骨神經痛暫且消除了，建議還是持續做伸展操一陣子。**

可以減少實踐頻率，一天1次即可。此外，也可以把之前做的數種伸展操改成只做3種**「基礎伸展操」**（請參照第30～35頁）。

這樣不僅能預防坐骨神經痛復發，還有益於打造健康的身體。

Q 做伸展操是減輕了疼痛和發麻，但有一瞬間感覺症狀好像變強了，沒關係嗎？

A 這是一般常見的「症狀痊癒模式」，所以沒關係。

一般而言，疼痛和發麻會反覆經過數次「小波動」後，才逐漸痊癒。

這是什麼意思呢？

舉例來說，假設「現在的疼痛等級為100」，而「消除疼痛後的等級為0」。疼痛約莫下降到70時，可能又上升到75，然後再度下降到60，又上升到65，重複著這個過程，但整體來看還是朝0趨近。

另外，各種症狀改善的順序也有一定的模式。

持續自我養護的過程中，一般的流程是先從「疼痛」開始減輕。

接著，重度患者的症狀如步行困難等「運動機能障礙」會開始好轉。

最後才是發麻等「感知障礙」獲得改善。

事先了解改善、消除症狀的模式，應該就能免除不必要的不安，更積極進行自我保養。

還有，**如果因為坐骨神經痛而放棄了什麼工作或興趣的話，不用等「症狀等級到0再重新開始」，建議約到60左右即可重新開始。**

因為多活動關節和肌肉，對改善、消除疼痛或發麻是最有效的了。

而且，重拾自己原本的生活也能提振精神，對改善、消除症狀帶來正面的影響。

Q **除了腰部、臀部、大腿的狀態不佳會引起坐骨神經痛之外，還有其他原因嗎？**

A **主要的原因是腰部的問題，不過也有其他疾病會導致坐骨神經痛。**

如本書所述，坐骨神經痛的主因是腰部的關節或臀部、大腿的肌肉引發的問題。

要舉出病名的話，**多為椎間盤突出、脊椎管狹窄症、椎弓解離症、腰椎滑脫症、梨狀肌症候群等疾病的症狀。**

這種身體的狀況所引發的坐骨神經痛，於第20頁的自我檢查表中，應至少會有3個以上符合的項目。

不過，其實也有坐骨神經痛是來自其他疾病的影響。

具體而言，**腦梗塞等腦部疾病、癌症、糖尿病，以及胃腸、肝臟、泌尿系統的疾病有時也會伴隨坐骨神經痛。**

這種情形的話，除了腳麻，不要忽視其他的症狀。

以腦部疾病為例，腳麻之外，還容易併發**「口齒不清」**、**「經常暈眩」**、**「意識不清」**、**「視覺或視野異常」**等症狀。

像這樣，假如出現此種明顯不是關節或肌肉問題所產生的症狀，請大家一定要馬上就醫。

Q 醫院開的處方藥對坐骨神經痛有沒有效？

A **請改變「治標」的心態，把目標放在從根本解決問題。**

對於腰椎或肌肉問題所引發的坐骨神經痛，骨科和醫院開出的處方藥多是**「抑制疼痛的消炎藥」、「舒緩肌肉緊繃的肌肉鬆弛劑」、「促進血液循環的血管擴張劑」**。

另外，就投藥這一點而言，**對於產生坐骨神經痛的腰痛（椎間盤突出、脊椎管狹窄症等），也有注射局部麻醉藥阻斷神經傳導的治療法。**

但是在此不能忘記，**這些藥物或針劑都不過是「在有限的時間內減輕症狀的對症療法」。**

當然，疼痛或發麻嚴重時，是應借助藥品。不過，若是太依賴「治標不治本的方法」，關節或肌肉的異常仍會慢慢惡化，何時出現強烈症狀都不奇怪。

至於手術，也可說是一樣。

即使接受引發坐骨神經痛的椎間盤突出或脊椎管狹窄症的手術，紛紛表示「還是留下疼痛或發麻症狀」的患者多到數不清。

而且，就算剛手術後疼痛、發麻的症狀痊癒，若依然持續著不良的姿勢或生活習慣，腰痛和坐骨神經痛復發也不過是遲早的事。

換句話說，手術也非絕對的解決之道。

除了前述的內容之外，加上感染的可能性、負責開刀的醫生技術如何等因素，真的建議大家慎重判斷要不要接受手術。

考慮到這些，**我還是認為不要太依賴藥物、打針或手術，對坐骨神經痛的主因即腰部關節或肌肉的異常，持續進行復健保養比較好。**這才是坐骨神經痛的根本解決之道。

Q 真實案例當中提到的「體外震波」是什麼？

A 是一種和震碎尿路結石相同原理的療法。

第109、113頁的真實病例提到的「體外震波」，是一種不用切開患部，以特殊機器對定點施加壓力波（震波），促進組織再生的治療法。

原理和震碎尿路結石的方法一樣，**刻意破壞有問題的組織，目的是讓新生細胞再生成組織。**

不過，促進組織再生的音波強弱，和震碎尿路結石的情況相比，其強度大約只有1／10。

但光是這樣，這種療法對於已相當硬化的肌肉和肌腱（連結骨頭和肌肉的組織），有很高的成效。

持續自我養護卻依舊「沒什麼變化」的讀者，值得一試。

Q **我有坐骨神經痛，還常常小腿抽筋。兩者都能好轉嗎？**

A **兩者是可能一起痊癒的。**

小腿抽筋是小腿的肌肉（腓腸肌）突然痙攣，俗稱抽筋的現象。一般發生在小腿肚，但也有人發生於小腿的前側（脛骨前肌等）。

而且，通常發生在運動中或運動後、久站疲勞時，不過也會發生在睡眠時。這種情形和肌肉疲勞導致抽筋的原因不同，睡眠中肌肉沒有在活動，是血液循環不佳所引起的。

就我多年的經驗來看，小腿抽筋有其發生的模式。那就是**「先腰痛，接著出現坐骨神經痛，再發生小腿抽筋」**。所以，有腰痛宿疾的人，其小腿抽筋和腰部問題有著很深的關係。

當然，有時小腿抽筋也會因為其他原因而發生，不過我認為，有腰痛和坐骨神經痛困擾的患者，從腰部周圍延伸到小腿的神經傳導功能很容易發生「故障」。

此外，由於腰部的狀態不佳，可以推測也會對小腿的肌肉帶來不良的影響。

在我的診所裡，患者們實踐改善腰痛的療法時，有很多人「在不知不覺中，小腿抽筋的症狀就消失了」。這也是我判斷小腿抽筋是受腰部問題影響的理由之一。

無論如何，**首先我們應該先採取改善「根本原因」腰痛的自我養護法，在持續此種自我養護法的過程中，小腿抽筋的問題很有可能就此跟著消失。**

順帶一提，前文所述的痊癒過程當中，大多數的情形是**「小腿不再抽筋，腰痛獲得改善或消除，最後才是坐骨神經痛消失」**。

持續做伸展操的期間，請參考看看。

照理說，應該像這樣打造出小腿不會抽筋的身體，但達成目標之前，小腿可能還是會出現激烈的痙攣，**當下請快做伸展該部位的伸展操，以作為應急措施。**

好比說，當小腿抽筋很痛時，先在地板或椅子坐下，把會痛的腳往前伸，用手把整個腳尖往身體的方向拉。只要像這樣**持續伸展小腿和阿基里斯腱，抽筋就會迅**

速消失。

如因「身體僵硬」、「腰痛宿疾」等因素，手無法伸到腳尖的話，可用毛巾繞住腳尖再拉即可。

此外，若是遇到外出無法坐下的情況時，可以試試運動前常見的「伸展阿基里斯腱暖身操」的動作或姿勢，也有很好的緩解作用。

後記

坐骨神經參雜著「感覺神經」和「運動神經」的纖維。

本書主要聚焦於「疼痛」、「發麻」、「異物感」等感覺神經的障礙和麻痺（知覺機能障礙），向各位介紹消除這些不適症狀的方法。

這種感覺神經的障礙、麻痺所引起的症狀，若沒有施以適當的照護，忽視不管的話，就會慢慢惡化。

如「前言」之中的量表一樣，症狀會往嚴重的等級發展。

而且，若對照量表的劃分來看，從「等級4」的後半到「等級5」前後，就會開始出現運動神經的障礙、麻痺症狀（運動機能障礙）。

也就是說，**不只掌管腿部感覺的神經發生異常，連控制腿部肌肉動作的神經也發生異常。**

具體而言，患者會開始做不出彎曲膝蓋、腳跟著地只抬起腳尖，或是墊腳尖的動作。

日常生活中，便很有可能發生**「沒辦法脫掉拖鞋」**、**「走樓梯容易絆倒」**、**「難以長時間久站」**、**「無法長時間走路」**等變化，進而造成問題。

在事態演變成這樣之前，一定要開始進行從根本解決問題的保養，阻止坐骨神經痛繼續惡化下去。

正因為如此，我希望透過這本書，盡力把有些艱深的專業知識整合得更淺顯易懂，向各位提出日常生活中有助於緩解坐骨神經痛的對策。

這些對策全都能幫助各位改善、消除「現在的疼痛和發麻」，並避免下半身發生行動障礙。

根據日本厚生勞動省和日本骨外科學會的調查，**推估日本全國約有3000萬人有腰痛的問題**。

思及坐骨神經痛的主因就是腰痛，**可粗略估計其中將近半數的人同時患有坐骨神經痛**。

從它竟是如此「普遍的病痛」這一點來看，相信你也能夠理解，盡快學會自己控制坐骨神經痛的因應對策有多重要。

坐骨神經痛可以靠自己治癒。

只要在適當的部位給予適合的照料，靠自己保養也能改善。

請把集結了這些祕訣的本書當成「武器」，相信能讓更多朋友克服坐骨神經痛，步上今後的精彩人生。

最後，給予本書出版機會的學研Plus泊久代編輯、相關工作人員，以及幫忙整合原稿的松尾佳昌先生，真的很謝謝你們。

還有，每一天支持著我的敝公司員工和家人，以及帶給我學習機會的本院患者朋友，在此致上衷心的感謝。

酒井診療集團負責人　酒井慎太郎

[作者簡介]

酒井慎太郎

身兼酒井診療集團負責人、千葉羅德海洋棒球隊醫療顧問、中央區醫療學園特聘講師、柔道整體師，同時也是開發用網球進行矯正治療的倡議人。整合在骨科和腰痛專科醫院的工作經驗，特別擅長治療腰部、肩頸、膝蓋的疼痛及運動傷害。以解剖實習為本研發出「關節囊內矯正術」，主要治療難纏的膝蓋疼痛、肩頸的僵硬痠痛等問題，也為多位運動選手和藝人等知名人士進行治療。在日本TBS廣播節目「大澤悠里的悠悠wide週六版」擔任固定來賓，也上過電視節目被喻為「擁有神之手的治療師」，活躍於各大媒體。

[日文版STAFF]

主編	瀧口勝弘
責任編輯	泊久代
設計	轡田昭彥+坪井朋子
攝影	山上 忠
Model	殿柿佳奈（Spacecraft）
髮妝	平塚美由紀
插畫	中村知史
編輯協助	松尾佳昌

國家圖書館出版品預行編目 (CIP) 資料

腰痛治好，逆齡抗老靈活到老！：伸展運動×按摩體操，輕鬆擊退坐骨神經痛、椎間盤突出等惱人宿疾/酒井慎太郎著; 陳佩君譯. -- 初版. --臺北市：臺灣東販,2021.07
176面； 13.8×21公分
ISBN 978-626-304-686-3(平裝)

1. 腰 2.脊椎病 3.健康法

416.616 110008930

腰痛治好，逆齡抗老靈活到老！

伸展運動×按摩體操，輕鬆擊退坐骨神經痛、椎間盤突出等惱人宿疾

2021年7月1日初版第一刷發行

作　　者　酒井慎太郎
譯　　者　陳佩君
編　　輯　陳映潔
美術編輯　黃郁琇
發 行 人　南部裕
發 行 所　台灣東販股份有限公司
＜地址＞台北市南京東路4段130號2F-1
＜電話＞(02)2577-8878
＜傳真＞(02)2577-8896
＜網址＞http://www.tohan.com.tw
郵撥帳號　1405049-4
法律顧問　蕭雄淋律師
總 經 銷　聯合發行股份有限公司
＜電話＞(02)2917-8022

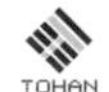